もないことです。乳がんという診断も、あなたにとって思いもよらないことだったでしょう。混乱の中から立ち上がり、新たな生活スタイルをつくるには、時間と、まわりの人からのサポートが欠かせません。不安でいっぱいな状態から力を出して立ち上がっていく勇気を、これまで多くの患者さんが私に見せてくれました。

本書は、２０１２年の刊行以来、多くの読者を得て、２回目の改訂版を刊行することができました。診断や治療について内容を見直し、治療中から治療後の生活について、乳がんと診断されてから必要になる情報を追加しました。心配なとき、不安なとき、本書を開くことで、あなたなりの答えが見つかるようにと考えました。インターネット上の不安定な情報にふりまわされることなく、冷静に、あなたらしい選[illegible]、本書がお役にたつことを願っています。

２０２０年10月８日

山内英子

治療の流れと生活のポイント

治療はどのように進む？

■は仕事・お金のこと　□は生活のこと

検査・診断

・問診・視診・触診・マンモグラフィ・超音波検査
・細胞診・組織診・MRI・CTなど
（家族歴がある場合は遺伝子カウンセリング・遺伝子検査を行うことも）

術前薬物療法（通院）

・術前抗がん剤治療（３～６カ月）
・術前分子標的治療（３～６カ月）
・術前内分泌治療（６カ月ほど）

手術療法（入院）

・乳房部分切除術
・乳房切除術
・センチネルリンパ節生検
・腋窩リンパ節郭清（追加切除が行われることも）
・乳房再建

- □ 家族に伝える（→P22）
- □ 薬の副作用に対処（→P116・122・128）
- □ リンパ節を切除した場合はリハビリテーションを行い、継続してリンパ浮腫の予防につなげる（→P104・106）
- □ 治療後、妊娠・出産を希望する場合は主治医に相談（→P80）
- □ 手術後に使用する専用ブラジャーやパッドを用意（→P164）
- □ 抗がん剤治療による脱毛が予測される場合は、早めにウィッグや帽子を準備（→P162）
- ■ 自分の病状を把握して、今後の働き方を考える（→P176）
- □ 困ったことがあったら、がん相談支援センターに相談（→P20）
- ■ 勤務している会社の社内制度を確認（→P30）
- ■ 傷病手当金が受給できる場合は手続きをする（→P30）
- ■ 医療保険やがん保険に加入している場合は、給付金を請求（→P188）
- ■ 高額療養費を申請（→P186）

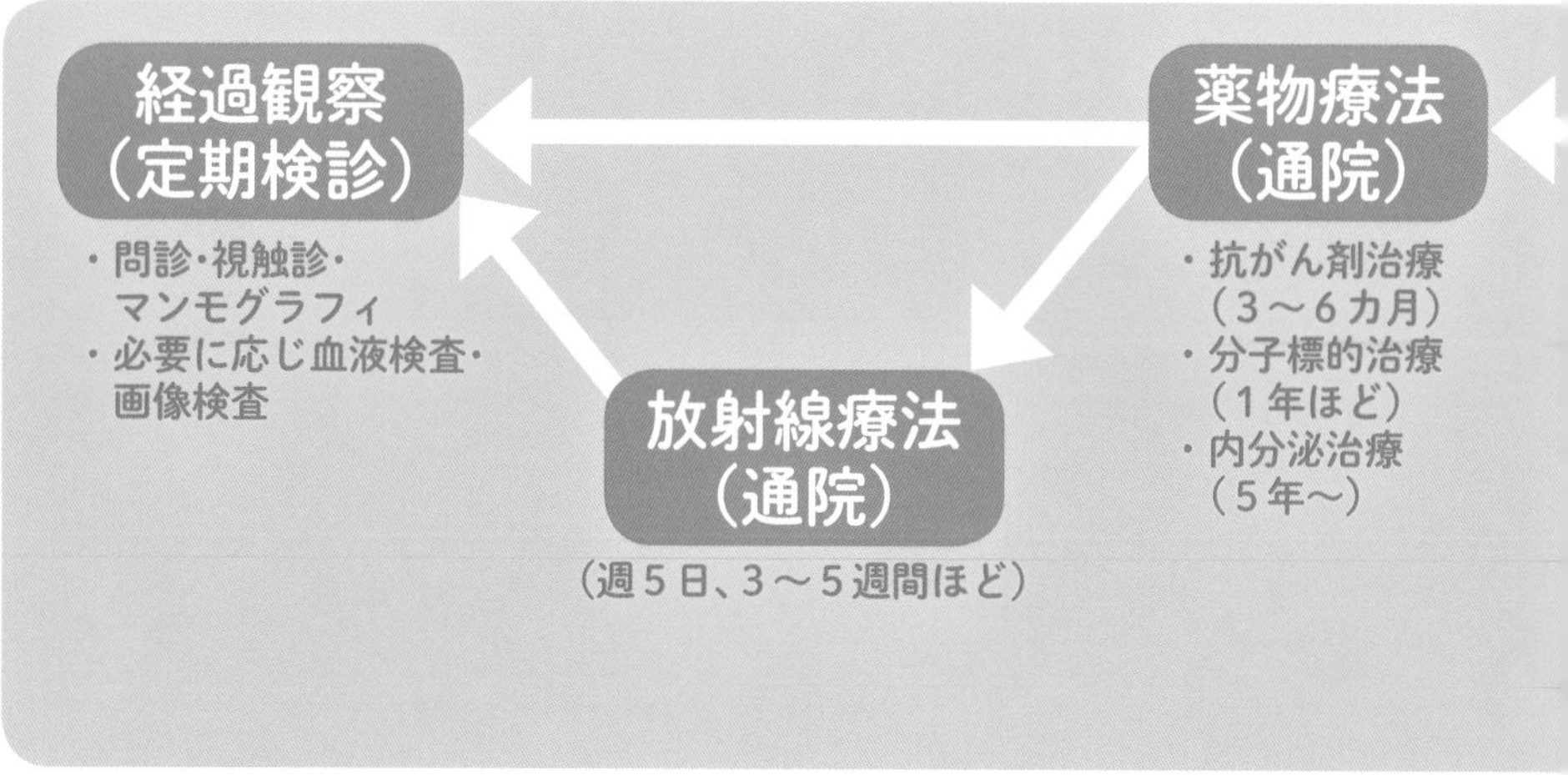

- ☐ 定期検診を受ける（→P172）
- ☐ 薬の副作用に対処（→P116・122・128）
- ☐ 月に1度は乳房の自己チェックを（→P170）
- ☐ 運動する習慣をつける（→P28・148）

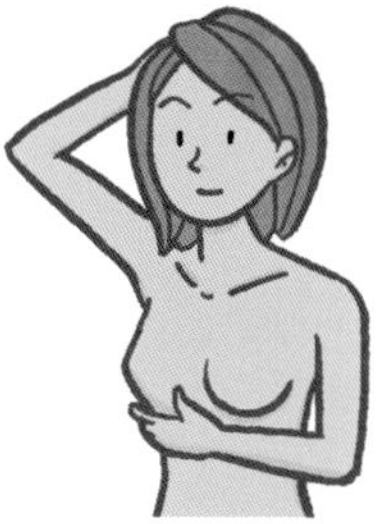

- ☐ 無理のないよう家事を工夫（→P140）
- ☐ 笑いのあるリラックスした生活を意識（→P24）
- ☐ 元気に見えるメイク方法やネイルケアを工夫（→P166）
- ☐ 太らないように注意した食生活をする（→P26・142）
- ☐ 復職する場合は時期を決め、生活のリズムを整える（→P178）
- ☐ 休職中は定期的に会社とコンタクトをとる（→P178）
- ☐ 転職や再就職を希望する場合は、その準備を（→P180・182）
- ☐ 情報を取捨選択し、かしこく活用（→P25）

なぜ「がん」ができるの？乳腺組織に発生する乳がん

人間の体はたくさんの細胞からできています。そして、つねに新しい細胞ができては、古くなった細胞と入れかわっています。細胞は組織によって違い、皮膚の組織のなかに、脂肪の組織をつくる細胞がうまれてくるようなことはありません。これは、新しく増殖した細胞が、もとの細胞と同じ遺伝子をもってうまれてくることによるものです。

細胞は、その遺伝子の情報にしたがい、周囲の状態に合わせて増殖を調整しています。ところが、遺伝子に傷がつくと勝手に増え続け、異常な細胞ができてしまうことがあります。これを「がん細胞」といい、がん細胞が増殖してかたまりになったものを「がん」といいます。

人間の体には、遺伝子を見張り、修復したり、異常な細胞を取り除くしくみもあります。そのため、がん細胞ができたからといって、すぐにがんになるわけではありません。見張り役が見逃したがん細胞が何年もかけて増殖し、がんになるのです。

がん細胞は、とどまることなく増え続けるため、別の組織にまで入り込んだり（浸潤《しんじゅん》）、体のほかの臓器までいって増殖したり（転移）します。また、正常な組織が必要とする栄養を吸収するなどして、体に害をおよぼします。

がんは、「悪性腫瘍《しゅよう》」とも呼ばれています。悪性腫瘍は、乳がんや胃がんなどのように上皮細胞から発生する「上皮性腫瘍」と、白血病や悪性リンパ腫のように造血器から発生する「血液腫瘍」、骨肉腫や軟骨肉腫のように非上皮細胞でできる「肉腫」の3つに大きく分類されます。

乳腺組織にがん細胞ができ、広がっていく乳がん

乳がんは乳房にできるがんです。乳房は、母乳を分泌する乳腺と、それを支える脂肪などからできています。乳がん細胞は乳腺の組織に発生し、増殖していきます。

乳がんはほかのがんにくらべると比較的ゆっくり増殖することが多く、1㎝のかたまりになるのに7年かかると考えられています。

Zoom-eye

乳房の構造と乳がんの発生しやすい部位

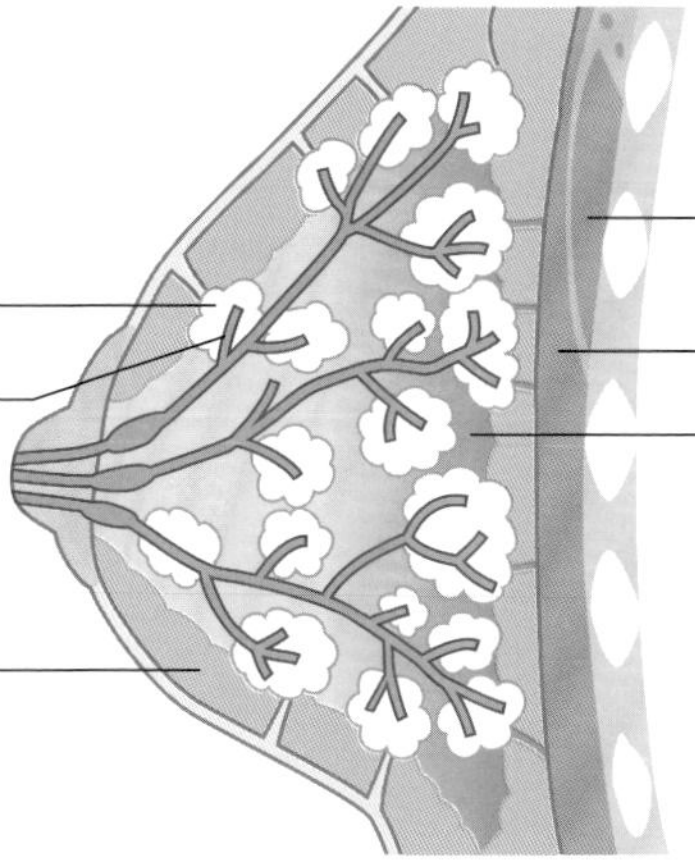

乳頭から乳管が放射状に乳房の中に広がり、その先に小葉がいくつもついている。

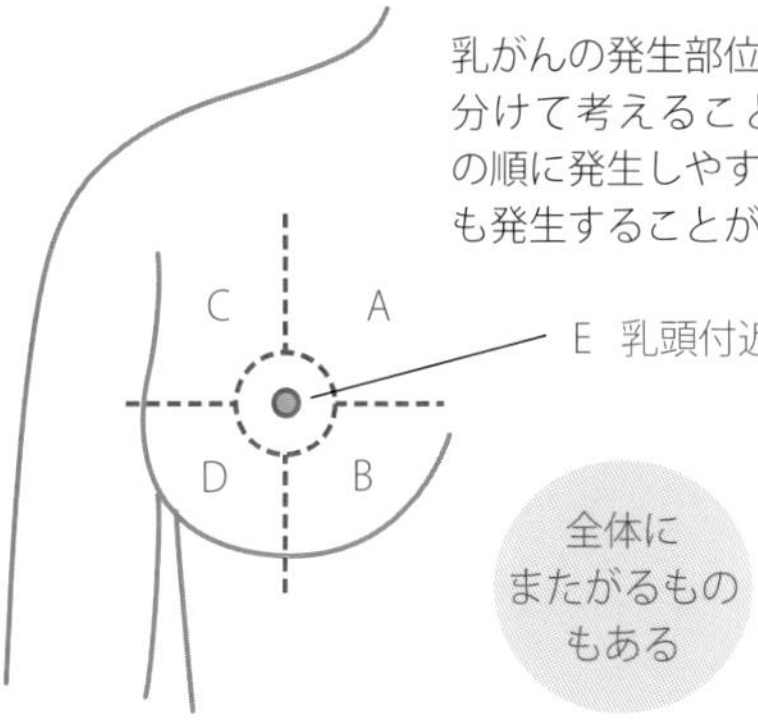

乳がんの発生部位は５つの区域に分けて考えることが多い。C、Aの順に発生しやすく、乳頭付近にも発生することがある。

全体にまたがるものもある

がん細胞の発生

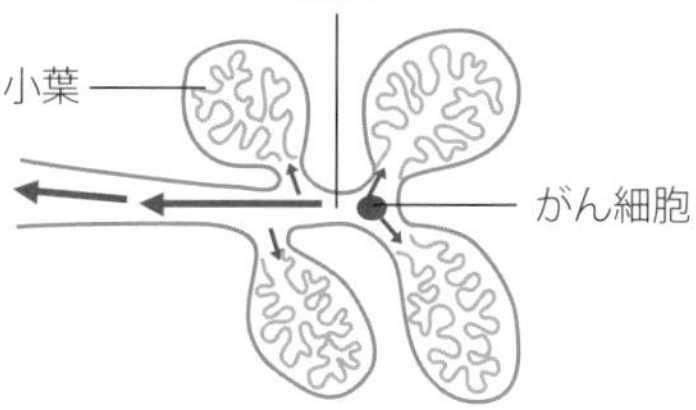

乳腺は母乳をつくる小葉と、小葉をつなぎ母乳を運ぶ乳管からなる。乳がんの90％は乳管に発生する「乳管がん」。小葉に発生する「小葉がん」は５～10％。

治療にはどのようなものがある？
がんの三大療法

がんの治療は、おもに「手術療法」「薬物療法」「放射線療法」によって行われます。この3つの治療法は、がん治療の大きな柱で、がんの三大療法とも呼ばれます。

●手術療法

手術療法は、発生したがんを切除する治療法です。体を切開し、直接目で見てがんを切除する開腹手術のほか、体に穴を開けてそこから手術器械を挿入し、腹腔鏡などを使い、画面を見て切除する方法もあります。

がん細胞を取り除くために、がんの周囲の組織まで大きめに切除し、転移が考えられるリンパ節をいっしょに取ることもあります。

●放射線療法

放射線療法は、放射線をがん細胞に当てて細胞の遺伝子にダメージを与え、死滅させる治療法です。痛みの緩和を目的として行うこともあります。治療用としては、X線、γ《ガンマ》線、電子線、陽子線、重粒子線などの放射線が用いられます。

放射線を体の外からがん細胞に向けて照射する外部照射が多く行われますが、放射性物質をがん細胞の近くに入れて体内から照射する内部照射もあります。

●薬物療法

薬物療法は、薬物を使ってがん細胞の増殖を抑えたり、病巣を縮小したり、症状を緩和したりする治療法です。抗がん剤をはじめ、分子標的治療薬、ホルモン剤などの薬が使われます。抗がん剤を使った治療を化学療法と呼ぶこともあります。

薬によって違いますが、薬が正常な細胞も攻撃することなどから、さまざまな副作用が起こります。副作用を緩和する薬物も使われます。

より大きな効果を期待して治療法を組み合わせる

どの治療法も、単独で行われる場合と、ひとつの治療法だけではあまりよい結果が得られない場合、複数の治療法を組み合わせて行い、より大きな効果を目指すことがあります。三大療法のほか、免疫療法や、血液がんには造血幹細胞移植という治療法もあります。

知っとこ！

乳がんのおもな治療法

局所治療	手術療法	乳房部分切除術（乳房温存術）
		乳房切除術
	放射線療法	
全身治療	薬物療法	内分泌治療（ホルモン治療）
		抗がん剤治療
		分子標的治療

ちょこっとレクチャー

標準治療とは

世界中で大勢の患者を対象にして行われた臨床試験の結果をもとに検討され、科学的に、現在最も効果のある治療法だと医師によって認められているのが標準治療です。「このような乳がんの場合は、この治療の組み合わせがよいだろう」と最善の治療法を示してくれるもので、複数の選択肢がある場合もあります。

標準治療と聞いて、松竹梅の中の一番下の「梅」と考え、それよりも上の治療があるのではないかと思う人がいます。標準治療は、今できる最善の策であるという認識を持つことが大切です。

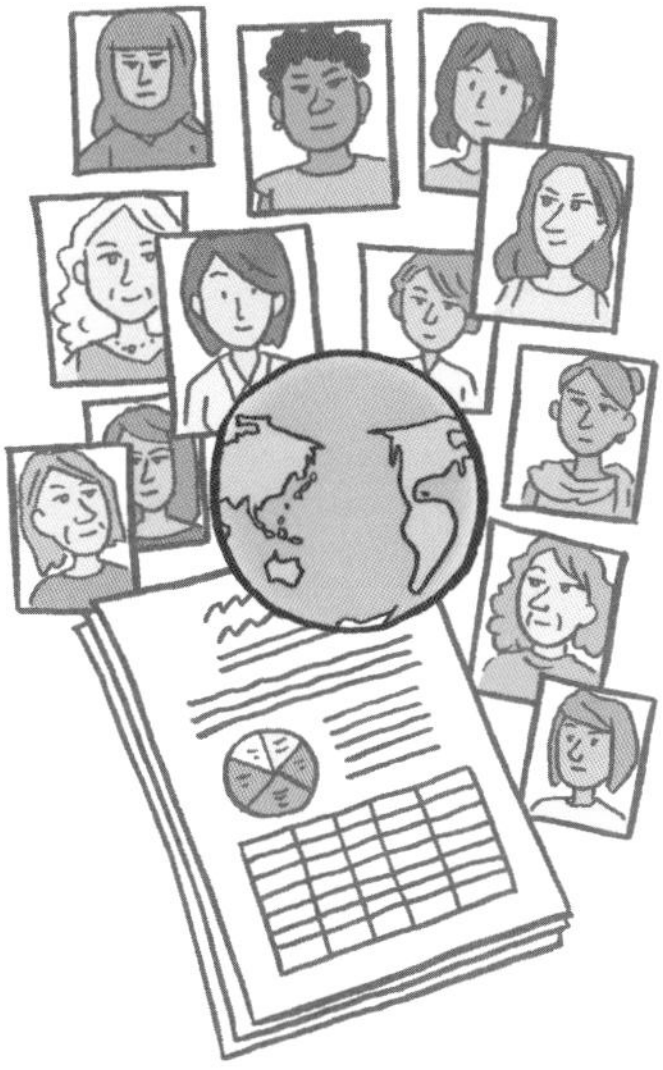

たくさんの臨床試験の結果から最善の治療が検討される。

乳腺を専門としている外来を受診しましょう

自分で乳房のしこりに気づいたときや、乳がん検診で精密検査を受けるようにすすめられたときに、何科を受診すべきか迷う人もいることでしょう。実際に婦人科に相談する人も少なくありません。

乳がんが疑われたときに、最初に主治医となって診察を担当するのは乳腺外科医です。乳腺外科医は検査結果から、乳がんを診断し、患者に説明します。そして患者に合った治療法を提案し、必要に応じて手術を行います。

乳がん治療をサポートする乳がん看護認定看護師

乳がんの専門的な知識と熟練した看護技術を有すると認められた看護師を、乳がん看護認定看護師といいます。乳がん看護認定看護師は、治療中のセルフケアや自己決定の支援など、さまざまな肉体的・精神的悩みをかかえる乳がん患者をサポートします。

医師に直接言いにくいことでも、身近に感じられる乳がん看護認定看護師にならば相談できるという人も多く、乳がん治療で大きな存在です。

乳がん看護認定看護師は2006年から認定が始まり、現在は全国のさまざまな乳がん治療の現場で、350人以上が活躍しています。

乳がん治療を行う乳腺外来を受診する

乳がんの治療では、乳腺専門医のいる乳腺外来の受診が必要です。乳腺外来は、乳腺クリニックや、総合病院や大学病院にあります。

それぞれの医療機関にはメリット、デメリットがあります。乳腺クリニックは、専門医が主治医となって治療にあたってくれますが、検査設備が整っていないところもあります。また、大学病院や総合病院は、乳腺専門医が常勤していないところもあります。最近では、クリニックと専門病院が連携をとり、クリニックで診断のあと、専門病院で手術し、その後の治療やフォローをクリニックで行うケースも多くなってきました。

まとめ
NOTE

乳腺専門医のいる医療機関

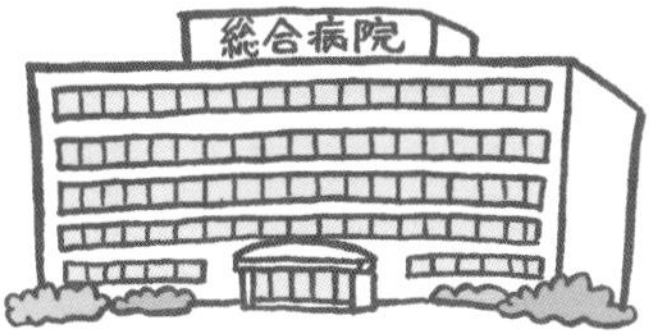

総合病院

乳腺専門医が乳がんの治療にあたります。乳腺専門医が常勤していない病院もあるので、あらかじめ乳腺外来のある日を調べてから受診するようにしましょう。

乳腺クリニック

乳腺の専門医が常勤しているため、検診や何か自覚症状がある場合に受診するとよいでしょう。乳がん治療の経験が多い専門医が経営しているところもあります。

大学病院

乳腺専門医が治療にあたりますが、他病院からの紹介状が必要な場合があります。他施設で乳がんの可能性が高いと診断されたり、セカンドオピニオンを聞きたい場合などにおすすめです。

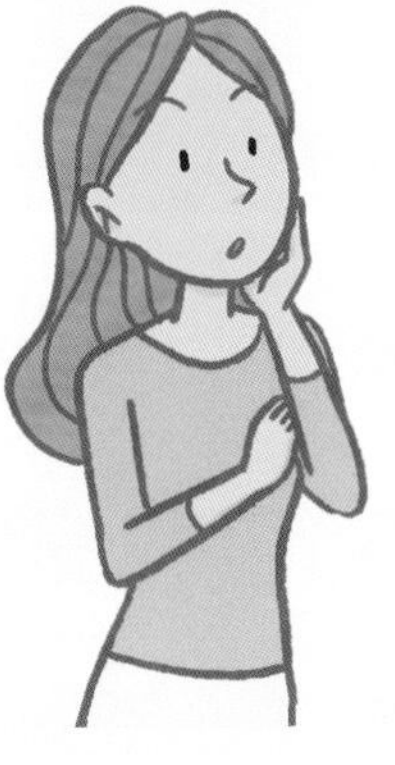

さまざまな分野のスタッフがチームを組んで治療にあたります

乳がん治療の主治医となって手術を行うのは乳腺外科医ですが、乳がんの治療は手術だけではありません。手術のあとに放射線療法や薬物療法などを組み合わせて行うことがほとんどです。このようなさまざまな治療法を組み合わせた総合的な治療を「集学的治療」といいます。集学的治療は、乳がんだけでなく、ほかのがん治療でも行われています。

集学的治療では、放射線治療を行う放射線治療医や薬物療法を行う腫瘍内科医など、さまざまな専門医がひとりの患者の治療にたずさわります。ほかにも画像診断を行う放射線診断医、がん細胞を調べる病理医、乳房再建を行う形成外科医、看護師、理学療法士、薬剤師、栄養士、医療ソーシャルワーカーなど、多くのスタッフがチームを組んで治療にあたります。これを「チーム医療」と呼んでいます。

心のケアを担当する精神腫瘍医（サイコオンコロジスト）

がんの治療では、患者や家族の精神的なケアも重要です。一般的にがん患者の30～40％は適応障害やうつ病などの精神疾患を合併しているといわれています。症状は人によって違いますが、気持ちの落ち込みや不安感、食欲不振、全身倦怠感、頭痛などの身体症状も起こります。また「家族は第二の患者である」といわれるように、家族もつらく苦しい思いをしています。

がんによる心理的な問題を研究する分野をサイコオンコロジー（＝精神腫瘍学）といいます。がん患者の心の治療を専門に行う精神科医、心療内科医は、精神腫瘍医（サイコオンコロジスト）と呼ばれ、がん治療の副作用などにもくわしい知識をもっています。この精神腫瘍医もチーム医療には欠かせない存在です。

精神腫瘍医は増えてはいますが、まだまだ数が少ないのが現状です。気持ちの落ち込みがひどく、心が折れそうになったら、まずは主治医に相談して、がん患者にも対応している心療内科などを紹介してもらうとよいでしょう。

まとめ NOTE

チームを構成するメンバーの役割

乳腺外科医
乳がん治療の核となる存在。乳がんを診断・告知し、手術療法による治療を行う。

腫瘍内科医
薬物療法の専門家として、がん診療をコーディネートする。

精神腫瘍医
患者や家族の心のケアをする。

放射線治療医
放射線治療を行う。

形成外科医
乳房全摘術によって失った乳房を再建する手術を行う。

緩和ケア医
がんに伴うさまざまな痛みをケアする。→ 18 ページ

放射線診断医
画像を用いて、乳がんの広がりなどの診断を行う。

病理医
病理検査の結果から、どのようなタイプのがんかを病理診断する。

乳腺病棟医
乳がんの術後管理を行う。

看護師
外来看護師と病棟看護師が、術後のケアから日常生活の悩みまで幅広く対応する。専門看護師や認定看護師など、がん治療の分野を専門に学んだ看護師のいる病院もある。

薬剤師
患者が薬を安全かつ有効に服用できるように指導し、処方内容の組み立てにも積極的に参加する。

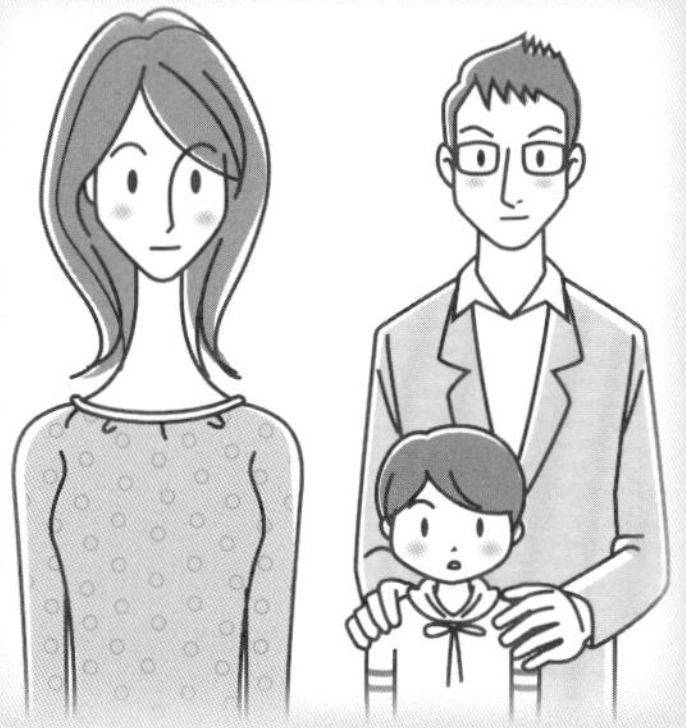

臨床試験コーディネーター（CRC）
臨床研究の専門スタッフ。

医療ソーシャルワーカー
患者や家族のかかえる社会的・心理的問題解決を援助。

栄養士
患者の栄養の管理やアドバイスを行う。

病理技師
がんの組織や細胞を調べる。

チャイルド・ライフ・スペシャリスト
患者とその子どもをサポート。→ 23 ページ

理学療法士
がん治療後のリハビリテーションを行う。

放射線技師
X 線検査を行う。

★病院によって、さまざまなスタッフがチーム医療に参加しています。すべてのスタッフがそろっているわけではないので、看護師がいくつかの役割を担うこともあります。

病院選びは、どうすればいい？ 信頼できる医師がいる病院を

乳がんは一人ひとり病気のタイプが違い（48ページ参照）、それによって治療方法の選択肢も異なります。また治療方針が病院によって違うことも多いため、病院を選ぶときは、治療方針まで考慮して慎重に決める必要があります。

コミュニケーションをとりやすい自分に合った医師を見つける

治療を、自分で納得できるように進めていくためには、主治医となる医師との信頼関係が大切です。医師がわかりやすく治療方針を説明してくれるか、わからないことを聞ける医師であるか、この点をしっかり見極めるようにしましょう。質問もできない医師とは、今後よいコミュニケーションを築いていくことは望めません。

相性もあるので、人からすすめられた医師が自分に合った医師ともかぎりません。乳がんは、手術が終わったあとも長く通院が必要な病気です。通院のしやすさも考えておきましょう。

質の高いがん医療を目指すがん診療連携拠点病院

乳がんの治療では、手術後に放射線療法や薬物療法を行うのが一般的です。以前は、がんの発見、手術、退院後のフォローまでを同じ病院で行うのが通常でした。しかし、がん医療の進歩にともない、手術は最新設備の整った大きな病院で受け、術後の治療は、抗がん剤治療を専門に行っている病院で受けるというしくみが整ってきました。地域にある複数の病院や診療所が連携して一人の患者を支えることで、全国どこでも適切で質の高いがん治療が受けられるようにと考えられたしくみです。

このしくみを「地域医療連携」といい、スムーズに連携がとれるように中心となっているのが「がん診療連携拠点病院」です（168ページ参照）。もし病院選びで不安に思うことがあったら、がん診療連携拠点病院に設けられている「がん相談支援センター」（20ページ参照）に相談してみるとよいでしょう。

まとめ
NOTE

病院選びのチェックポイント

□ 乳腺の専門の診療を行っているか

□ 病院の情報を公開しているか

□ 乳がんの手術件数は多いか、また症例数を公開しているか

□ マイナス情報も公開しているか

□ 設備は整っているか、または設備の整った病院と連携しているか

□ 医師は患者の話をきちんと聞き、質問にわかりやすく答えてくれるか

□ 費用が明示されているか、あらかじめ説明がされているか

□ 治療法や検査、薬などの説明が事前にされているか

□ 医師と相性がよいか

□ 看護師の対応はよいか

□ セカンドオピニオンのための紹介状を書いてくれるか

□ 自分の生活設計や人生設計について、医師はしっかり話を聞いてくれるか

□ 治療方法について、くわしい説明をしてくれるか

□ 外来化学療法室またはそれに準ずる設備があるか

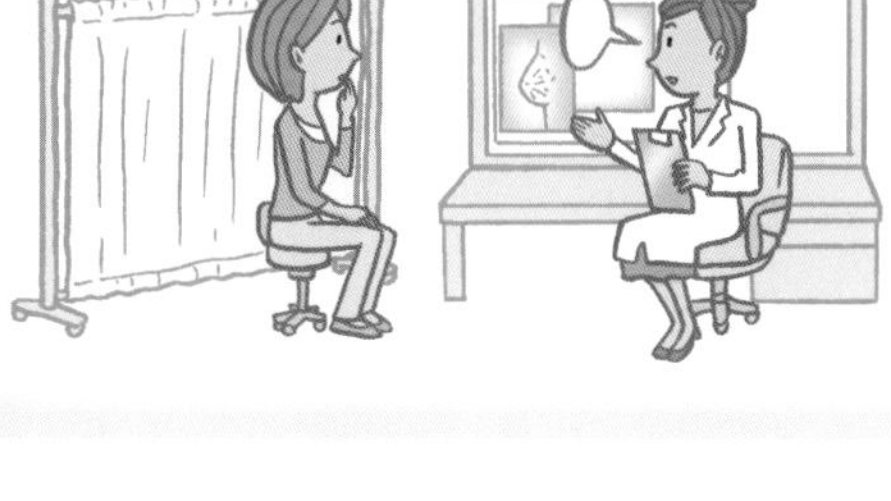

セカンドオピニオン、どう聞けばいい？

セカンドオピニオンとは、治療を始める前に、診断を受けた医師とは別の医師に治療方針や診断について の意見を聞くことです。診断を受けた医師の説明が理解できないときや、ほかの医師の意見を聞いてみたいときには、セカンドオピニオンを聞くことを検討しましょう。セカンドオピニオンを聞くことが、病気を正しく理解し、納得して治療に臨むために必要な場合もあります。

セカンドオピニオンについて、担当医に言い出しにくいという人がいますが、自分が聞きたいと思っているのならば、遠慮せずに行動を起こしましょう。セカンドオピニオンを聞くことは、今ではめずらしいことではありません。

セカンドオピニオンを聞くときには、かかっている病院の資料が必要です。判断材料がなければ、医師といえども意見を言うことはできないからです。「セカンドオピニオンを聞きたいので資料を用意してください」と言って、診療情報提供書や画像データ、病理診断の結果を持って、セカンドオピニオンを受ける医療機関に行きましょう。セカンドオピニオンは全額自費診療のため、病院や医師により金額が異なります。たいていは、1万5000〜3万円程度の費用がかかります。

何を知りたくて行くのかを明確にしておく

セカンドオピニオンを聞くときは、その目的を明確にしておくことが大切です。自分で決められないから別の意見も聞いてみたいというのでは、ただ迷う材料を増やすだけです。乳がんという病気のこと、自分の病態のことなどをしっかり把握してから聞くことが大切です。

セカンドオピニオンでも納得がいかない場合は、サードオピニオンを聞くケースもあります。ただし注意したいのは、自分がほしい意見を言ってくれる医師が出てくるまで、いくつもの病院をまわって探し続けるような場合です。それはいたずらに治療までの時間を延ばすだけで、よい結果は得られないでしょう。

よくあるハテナ

Ⓠセカンドオピニオンを聞いた病院に、そのまま転院することはできますか？

Ⓐ主治医の治療方針とセカンドオピニオンの意見が異なる場合、もちろん転院は可能です。しかしなかには、主治医とのコミュニケーションがとれていないために、転院目的でセカンドオピニオンを聞きにくる人もいます。この場合は、最初から転院を前提に来たことを伝えたほうがよいでしょう。

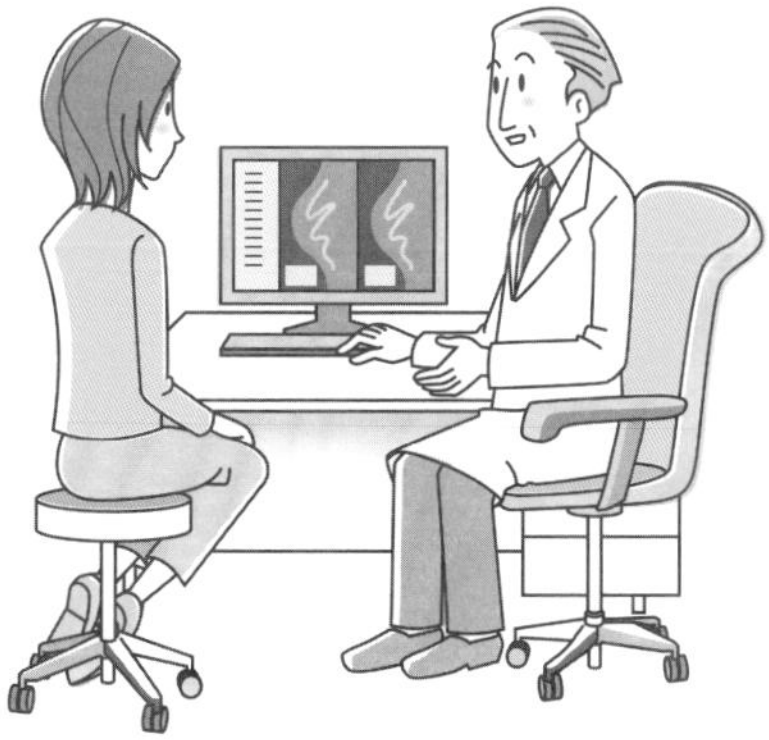

Ⓠどこでセカンドオピニオンを受けることができますか？

Ⓐセカンドオピニオンを受けられる医療機関は、がん相談支援センター（20 ページ参照）や患者団体に聞くことができます。インターネットで検索して調べてみるとよいでしょう。手術に関して聞きたいときは外科医に、薬物療法について聞きたいときには腫瘍内科医にというように、聞きたい内容に的確に答えてくれそうなところを選ぶようにしましょう。

Ⓠセカンドオピニオンを受けたいと言ったら、主治医が不機嫌になってしまいました。やめたほうがいいでしょうか。

Ⓐセカンドオピニオンを聞くことは、患者の権利です。それを認めないような態度の医師ならば、これからの長い治療期間、よい関係を築きながら治療を続けていくことは難しいでしょう。今の段階で転院を考えたほうがいいかもしれません。

QOLを改善するサポーティブケアを知っておこう

サポーティブケアというと、耳慣れない言葉と感じるかもしれません。サポーティブケアは、アメリカのある病院が、これまで使われていた「緩和ケア（パリアティブケア）」の名称を取りやめ、がん治療における身体的・精神的苦痛に総合的に対応する「サポーティブケア」を設置したことから始まりました。

「緩和ケア」というと、終末期における痛みのケアが中心であるという印象を受けることから、緩和ケアという言葉に抵抗を感じる人が多いようです。名称を変更してからは相談に訪れる人が増えました。

日本でも、緩和ケアという名称をサポーティブケアに変え、がんと診断されたときから、緩和ケアを抵抗なく受け入れられるしくみをつくる働きかけがあります。このことで、できるだけ多くの患者とその家族の生活の質（QOL）の改善を目指しているのです。

がん治療の過程で起こる痛みや不安は相談を

がんの治療中は身体的にも精神的にもさまざまなトラブルが生じます。しかし、診察のときにがんそのものの治療に専念するあまり、「ちょっとした痛みはがんには関係ないだろう」と相談するのを遠慮したり、がまんしたりする人がいます。大きな痛みや不安があると、小さな痛みはがまんしがちです。

そのがまんの積み重ねは、生活をむしばむことにつながったり、小さな痛みが大きなものに変化することもあります。乳がんのように治療が長期にわたる場合、がんの治療と同じくらい、治療中の生活の質を維持していくことも大切なことです。手術の痛みは1年ほどの間に少しずつやわらいでいきますが、がんの痛みはそれだけではありません。

サポーティブケアは、がんがどんな状態でも、いつからでも受けることができるケアです。痛みや心のつらさをがまんしないで、ぜひ主治医や看護師に相談しましょう。緩和ケア専門の医師（緩和ケア医）がいる病院もあります。

知っとこ!

がん治療と緩和ケアの位置づけ

かつては、終末期から緩和ケアを導入

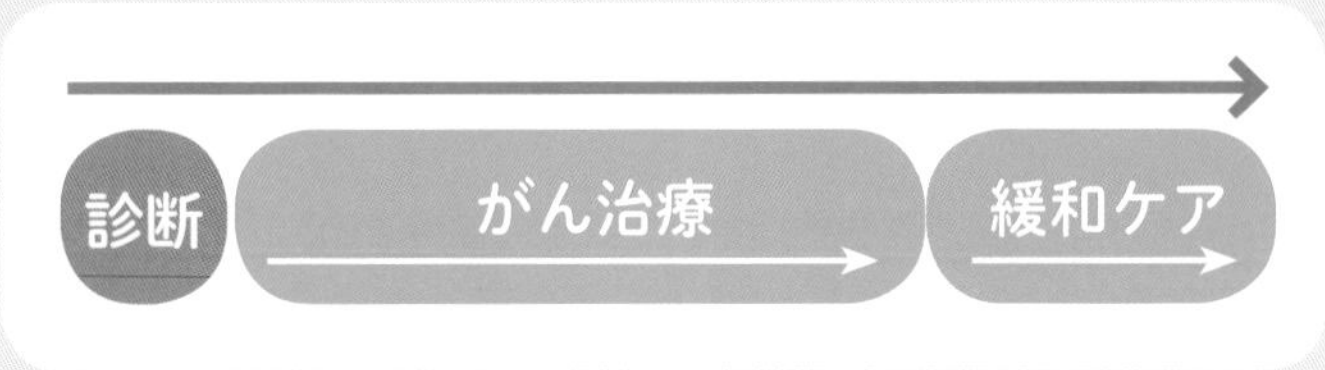

現代は、告知のときから緩和ケアを導入

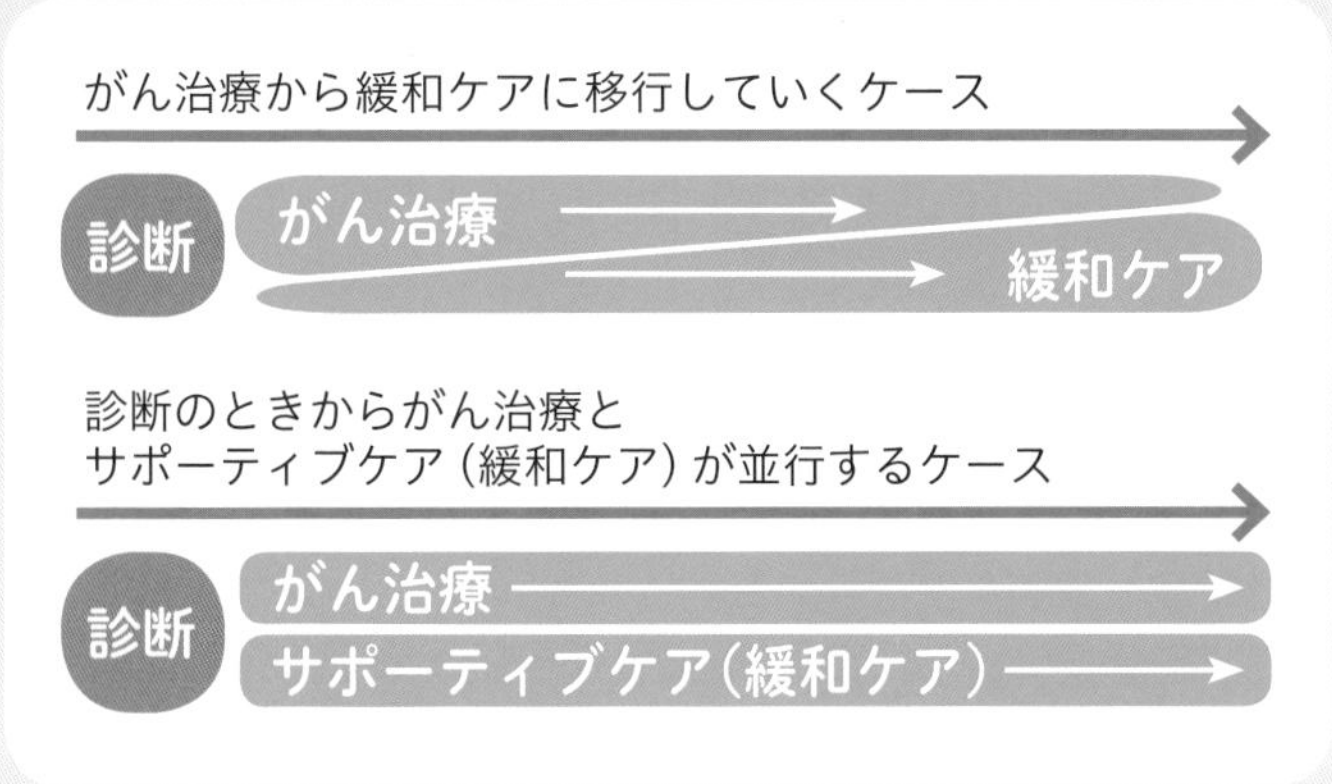

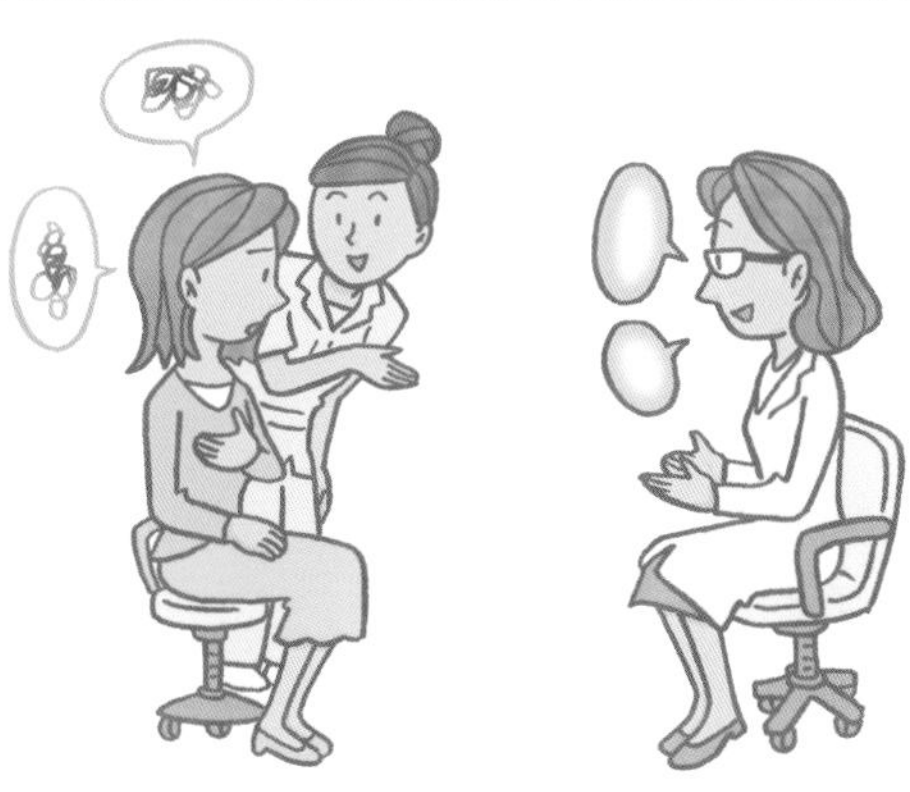

なぜ私ががんに？ がんによって生まれる不安

　がんにかかったことによる不安は、治療のことだけでなく、生活や仕事、周囲の人との関係など、さまざまなことにおよびます。それらが重なり合って、はっきりと言葉にできないけれど、とても大きな不安になることも。そんなまとまりのない不安を、いったいどこに相談すればよいのかわからず、不安を心にかかえたままにもなりがちです。

がん相談支援センターなどにサポートを頼もう

　がんによる不安をかかえたとき、頼りになるのは、全国の「がん診療連携拠点病院」や「地域がん診療病院」に設置されている「がん相談支援センター」です。がん特有の悩みや不安をよく把握している、がん専門の相談員がいて、治療についての悩みはもちろんのこと、何も手につかないといった心の問題や経済的な問題、育児のことまで、がんにまつわる多種多様な相談を聞き、解決に向けていっしょに考えを整理し、アドバイスをしてくれます。

　そして、相談の内容によって、セカンドオピニオン外来のある病院や診療内科、生活支援、育児支援、助成制度、患者会など、さまざまな情報を提供してくれます。はじめに相談する場として、心強い窓口です。

　ほかの病院に通っていても無料で利用でき、患者の家族からの相談も受けています。対応時間や、予約の要不要、相談の方法はそれぞれのセンターによって異なります。各センターの情報は、「がん情報サービス」のサイトから検索できます。

　不安をかかえたままだと、気分が落ち込みがちになり、抑うつ気分が進むことで、ときに精神疾患につながることもあります。ひとりで悩んでいてもよい方向には向かいません。がん相談支援センターでなくても、相談室を設置している病院が増えています。もちろん、主治医に相談するのもよいでしょう。どんどんネガティブになっていく前に、まずは話すことから始めましょう。こんなことを相談していいのかな、と思わず、話すことが大切です。

ちょこっとレクチャー

がんによる全人的苦痛

がんの痛みには、単なる身体の痛みだけでなく、不安や恐怖などの精神的苦痛、経済的負担や仕事が続けられるかといった社会生活に対する不安、そして生きる意味や自己存在をもおびやかすスピリチュアルな痛みがあります。これらすべての痛みをトータルペイン（全人的苦痛）といいます。

　がんとともに起きてくるトータルペインをケアするために、治療の早い段階から18ページのサポーティブケアを取り入れるのもよい方法です。

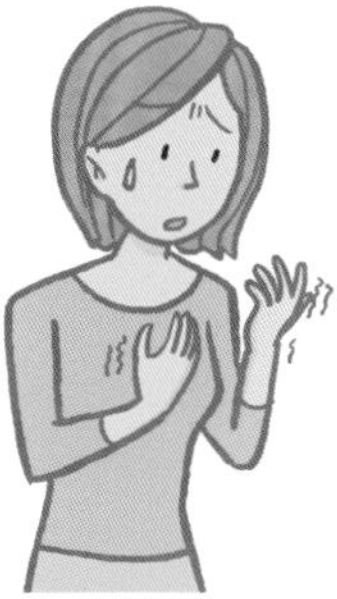

身体的苦痛
がんによる痛み、他の身体症状、日常生活の支障など、身体に感じる痛み

精神的苦痛
不安、恐れ、怒り、孤独感、いらだち、うつ状態など心の痛み

全人的苦痛

社会的苦痛
経済的な問題、仕事上の問題、家庭内の問題、人間関係などからくる苦痛

スピリチュアルペイン
人生や苦しみの意味への問い、死の恐怖、家族との別れなど魂の痛み

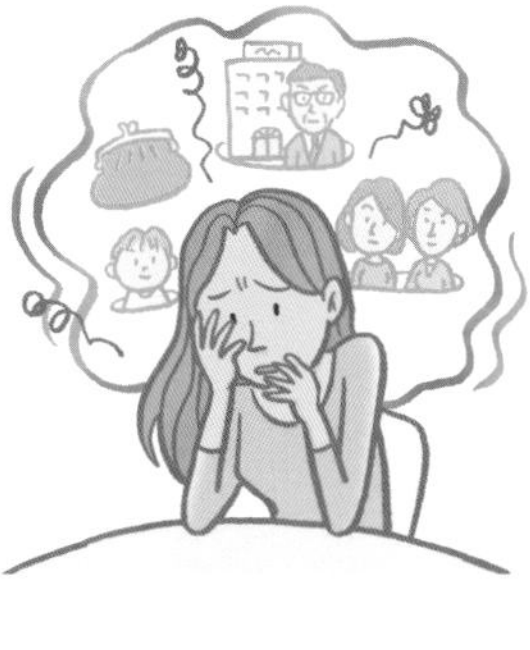

家族はどうかかわる？家族に病気をどう伝える？

乳がんはゆっくり進行し、5年後、10年後になっても再発するおそれのある病気です。がんの告知を受けてからの長い人生を、家族は患者といっしょにがんと向き合っていくことになります。ふだんの診察のときに病院につきそい、医師とのコミュニケーションをサポートしたり、医師の言葉をメモするなど、家族にできることはいろいろあります。

とくに乳がんはさまざまな治療方法があるため、患者本人が自分で治療方法を選択しなければならないことも多々あります。がん治療は「情報戦」ともいわれ、病気の知識をもつことは、自分の治療方法を選択するときにとても役に立ちます。家族も患者本人といっしょに乳がんについて勉強し、正しい知識を得ておくようにしましょう。

ただし、「何かしてあげなくては」という気負いを家族がもちすぎると、患者はかえって家族に気を遣うようになります。家族はふだん通りに患者と接するのがいちばん。そばにいるだけで患者の強い支えです。

患者本人だけでなく家族の心のケアも忘れずに

乳がんのみならず、家族の一員ががんの告知を受けると、家族の生活も一変します。家族として何かしてあげられないか、どう患者と向き合っていったらよいのかなど、家族の精神的負担は、はかりしれないものがあることでしょう。

がんと闘っていくなかで、治療方針などをめぐって意見が分かれ、お互いに冷静でいられないこともあるかもしれません。しかし、最終的に決めるのは本人です。情報をしっかり共有すること、本人の状態を把握することにつとめ、本人がどう思っているかを大切に考えましょう。

また、「本人はもっとつらいのだから」と、苦しみをかかえたまま自分を追い込んでしまう家族もいます。でも、家族が患者本人と同じように苦しみ、葛藤するのは当然のこと。もし不安で心が壊れそうになったら、「がん支援相談センター」に相談することをおすすめします。

知っとこ!

親・子どもにどう伝える

親には

病気のことを伝えたら、親のほうがショックを受けてしまった、心配のあまり親から毎日のように電話がかかってくる、などということはよく起こりがちです。

親を少しでも安心させるためには、最低でも、治療の見通しがつき、病気や治療のことについての質問に、自分がしっかりと答えられるようになってから伝えるのがよいでしょう。

親の年齢や性格、また親子関係はさまざま。それによって伝えるタイミングは違ってきます。電話で、手紙で、食事に誘って、帰省したときに、きょうだいに頼んでなど、伝え方もいろいろ考えられます。

子どもには

お母さんが病気になることは子どもにとっても大変なことです。隠していても何かを感じとり不安になります。両親がコソコソ話すような様子を見れば、その不安はますます大きなものになるでしょう。小さな子どもの場合には、お母さんの具合が悪いのは、自分が悪い子だからではないかと考えてしまうことがあります。また、自分も同じようになるのではないかと恐れることもあります。中高生でも、不安をだれにも打ち明けられず悩み続ける子もいます。

まず、がんという病気にかかったこと、それはだれのせいでもなく、うつる病気ではないことを伝えましょう。治療に関する予定や体調などについても、できるだけ伝えていくと子どもも安心します。子どもにも家族の一員として情報を伝えて、みんなで病気に向き合えるとよいでしょう。

ちょこっとレクチャー

子どものためのサポート

病気について子どもに伝えることを助け、子どもの精神面をケアしてくれる「チャイルド・ライフ・スペシャリスト」という専門家がいます。看護師やソーシャルワーカーに相談すると、施設をこえてこうした専門家に問い合わせてくれることもあります。

また、チャイルド・ライフ・スペシャリストや小児科医などによって結成されたNPO法人Hope Tree（ホープ・ツリー）では、がんになった親をもつ子どもたちの気持ちや、子どもたちのためにできることを知る手がかりとなる情報を、ウェブサイトなどを通して提供しています。

自分らしく過ごす ストレスの少ない生活を目指して

乳がんにかかわらず、病気と診断されると、体をいたわらねばという思いにとらわれて、自ら生活を制限しがちです。しかし、いくらよいといわれる生活習慣でも、「〜せねばならない」というルールを増やしすぎると、生活が息苦しいものになります。健康のためのルールがストレスになっては意味がありません。

もちろん、太らないように注意する、適度な運動をするなど、気をつけるべきポイントはいくつかあり、規則正しい生活をするに越したことはありません。健康な生活を送ることが気持ちの安定につながるという意識をもつとよいでしょう。

健康のために、息苦しい生活を自分に強いて、やりがいのある仕事や、自分らしくいられる趣味や楽しみをすべてあきらめる必要はありません。診断前と同じ生活に戻るのは難しくても、好きだったこと、やりたかったことを思い出し、少しずつ自分らしい生活を取り戻しましょう。

笑いのある生活で免疫力をアップさせて

「笑いは最高の薬」といわれます。笑いにはリラックス効果があって、ストレスの解消につながりますし、笑うことで、ＮＫ細胞（ナチュラルキラー細胞）という免疫細胞のひとつが活発に活動することがわかっています。ＮＫ細胞には、体内を見回り、発生したがん細胞を攻撃して破壊する働きがあります。

薬の副作用や体力の低下で、以前できていたことができずにふがいなく感じたり、再発の不安から、なかなか笑顔になれない日があるかもしれません。マンガやテレビを見て起こる笑いでもよいでしょう。気分転換の方法を見つけ、笑いのあるリラックスした生活を目指しましょう。

スポーツや旅行は気分転換にはうってつけです。抗がん剤の治療中でも、準備をすれば海外旅行も可能です。何事もはじめからあきらめてしまわずに、趣味や家族のイベントなど、やりたいことがあれば、どうすれば可能か主治医に相談し、楽しみを作っていきましょう。

知っとこ!

健康情報の見極めのポイント「いなかもち」

がんになると、さまざまなことを考えて決断をしなければならず、よい方法はないか、たくさんの情報を見るようにもなります。情報に救われることもあれば、情報によって迷いが生じ、ストレスをかかえることもあるでしょう。情報を信じるか信じないか、それをどう利用するかは自分次第。心を平静に保っていくためには、あふれる情報に惑わされないことが大切です。がんの情報であれば、国立がん研究センター「がん情報サービス」の内容が信頼できます。

「いなかもち」は情報を確認するときに必要な５つのポイントをまとめたもの。覚えておいて、正しい情報、役立つ情報を見極めるときの手がかりにしましょう。

い
いつの情報？
情報が作られた時期や、更新日、改版日などをチェック。医療は日進月歩です。本であれば奥付などを見ましょう。

な
なんの目的？
だれを対象にして、どんな目的で発信されているのかチェック。まえがき、あとがきなどがヒントです。ただの宣伝ということも。

か
書いた人は？
情報の発信者はどんな人か、著者やサイトの運営者などをチェック。ホームページやほかの著作なども見るとよいでしょう。

も
もとネタは何？
根拠となる引用や参考資料、ほかの情報へのリンクなどがあるかチェック。根拠のない個人的な意見かもしれません。

ち
違う情報とくらべた？
ほかの情報もいくつか合わせてチェック。ひとつの情報だけをうのみにするのは危険です。ほかと見くらべてみましょう。

（参考資料：聖路加国際大学研究センター PCC 実践開発研究部「ヘルスリテラシー講座」）

再発リスクがアップする肥満に注意
太らない食生活を

もともと日本人女性に少なかった乳がんが年々増加しているのは、欧米と同じような高脂質、高エネルギーの食生活になってきたことが原因のひとつと考えられています。脂肪の摂取と乳がん再発の関連ははっきり認められていませんが、脂肪を多く摂取することで肥満になると、再発リスクが1・4〜1・8倍高くなるという報告があります。

乳がんは女性ホルモンのエストロゲンの影響を受けて進行するタイプが約8割を占めています。このエストロゲンは卵巣から分泌されていますが、脂肪組織でもつくられているので、脂肪組織が多い肥満女性は、それだけエストロゲンの量が増えて乳がんのリスクが高くなると考えられます。とくに閉経後は、やせている人と肥満の人では乳がんの再発リスクが大きく違ってきます。

肥満と乳がん再発リスクとの関連は明らかです。肥満予防が乳がん予防であることを忘れないようにしましょう。体重が5キロ増えると乳がん死亡リスクが1・6倍前後増加するという報告もあります。

エネルギー摂取量を考えて
バランスのよい食事を

「ホルモン剤のタモキシフェンの服用中に、体重が増えて困る」という訴えを、患者さんからよく聞きます。ホルモン治療中は太らない食生活が重要です。

「治療中に食べてはいけないものはありますか」、これもよく聞かれる質問ですが、治療中だからといって、これは食べてはいけないというものはありません。基本的には体に悪い食べものはなく、食べすぎにより肥満することが害になるのです。

しかし、太らないようにと極端に食事量を減らすと、筋肉量が減ってしまいます。筋肉が減って体力が落ちると、抗がん剤治療が最後までできずに、途中で断念せざるをえないこともあります。摂取エネルギー量を減らすために、主食や油を抜いたりするのはよくありません。バランスのよい食事と体重管理を常に心がけるようにしましょう。

知っとこ!

太らない食生活５箇条

1 １日３食、時間を決めて食べる

朝食 朝食は目が覚めてから１時間以内に食べるように心がけて。食べることで体内時計がリセットされます。朝食をしっかりとるようになると、食生活のリズムが整ってきます。

昼食 昼食を抜いてしまうと、そのあと夕食でたくさん食べすぎてしまうことも。おなかがすいていなくても、昼食の時間になったら、簡単なものでもかまわないので口に入れましょう。

夕食 時間栄養学にもとづくと、朝の食事から12時間以内に１日の食事を終わらせると太りにくいとされています。寝る３時間前までに夕食を食べることも大切です。寝る直前に食べると、中性脂肪として蓄積されやすいので注意しましょう。

2 前の日に翌朝食べるものを用意しておく

朝目覚めてすぐに調理するのはなかなか大変。すぐに食べられるクッキーや菓子パンを食べると、エネルギーオーバーになるので要注意。これらに手がでないように、前日のうちに翌朝食べるものを用意しておく、もしくはだいたいの朝食メニューを把握しておきましょう。

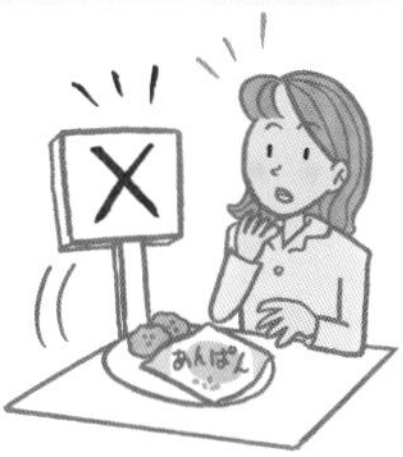

3 １食に『野菜・たんぱく質・炭水化物』３つの食材を必ず入れる

やせることを目的に主食を抜く人もいますが、エネルギー源になる炭水化物は必要です。ビタミンやミネラルが豊富な野菜や海藻類に加え、肉や魚、卵などのたんぱく質を主食に組み合わせて摂取しましょう。ただし脂質の多いものは控えること。

4 食べる量は腹八分目

おなかいっぱいに食べる習慣のある人は、太らないように、まずは腹八分目を守りましょう。やせようと思うのならば、夕食は腹六分目程度を目標にします。

5 遅くとも24時前に寝る

寝る時間を早めるだけで、やせる人が多いという報告があります。生活習慣はそれだけ体重管理に大切ということです。アルコールやカフェインを寝る前にとると、目がさえて入眠がおくれやすいので控えましょう。

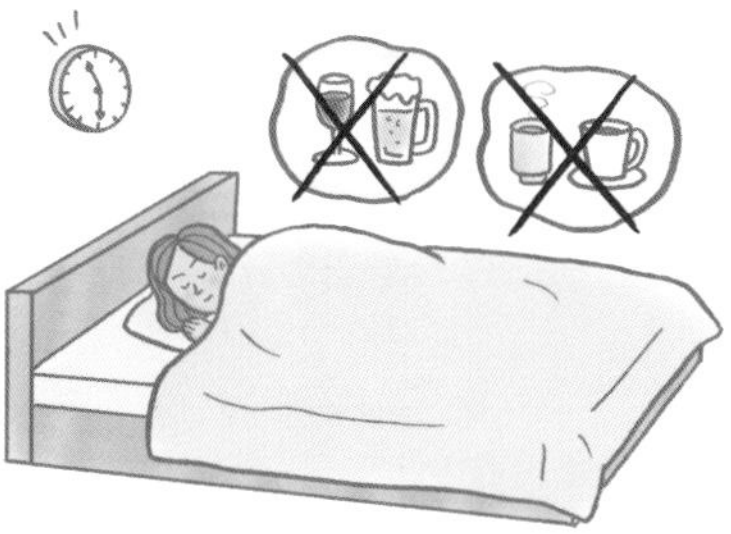

定期的に自分のペースで生活に取り入れたい運動習慣

乳がんの再発リスクに関して、さまざまな研究が進められています。そのなかで、乳がんの診断後、適度な運動をする習慣のある人は、運動をしない人にくらべて、乳がんの再発リスクや、死亡リスクが低くなることがほぼ確実とされています。この効果に、肥満の有無は関係ありません。太っていなくても適度な運動は大切です。

適度な運動は、ホルモン剤の副作用で起こりがちな関節痛などの痛みの軽減や、気持ちがふさぎがちなときの精神面のケア、体重の増加を防ぐといったことにも効果があります。適度な運動を行っている人はQOLが高いことも明らかになっています。

体を動かさないでいると体力も低下してしまい、自信もなくなっていきがちです。自分らしい生活を取り戻すためにも、できるだけ体力を落とさないよう、また、筋力を維持するよう、日々の生活に運動を取り入れていきましょう。

無理せずに続けられる程度の運動を

スポーツに制限はありません。好きな運動を楽しみましょう。手術をしたほうの腕でテニスのラケットをふっても傷に悪いということはありません。ただし、手術後は腕が動かしづらく、傷あとが痛むこともあるので無理は禁物です。また、乳房再建をしている場合は、運動をするにあたり、主治医とよく相談をする必要があります。

運動は、ハードに、たくさんすればするほど効果が上がるといったものではありません。無理をせず、少し汗ばむ程度の運動を、定期的に続けることがなにより大切です。

だれにでも手軽に始められる運動で、おすすめなのはウォーキングです。シューズさえあれば、ほかに道具をそろえる必要もありません。自分のあいた時間に、自分のペースで行うことができ、続けやすい有酸素運動です。散歩がてらのウォーキングは気分転換にもなり、ストレス解消にも役立ちます。

知っとこ!

ウォーキングをしよう

軽く汗ばむ程度の速さで30分から1時間歩きましょう。息苦しくなるほどの速さは必要ありません。

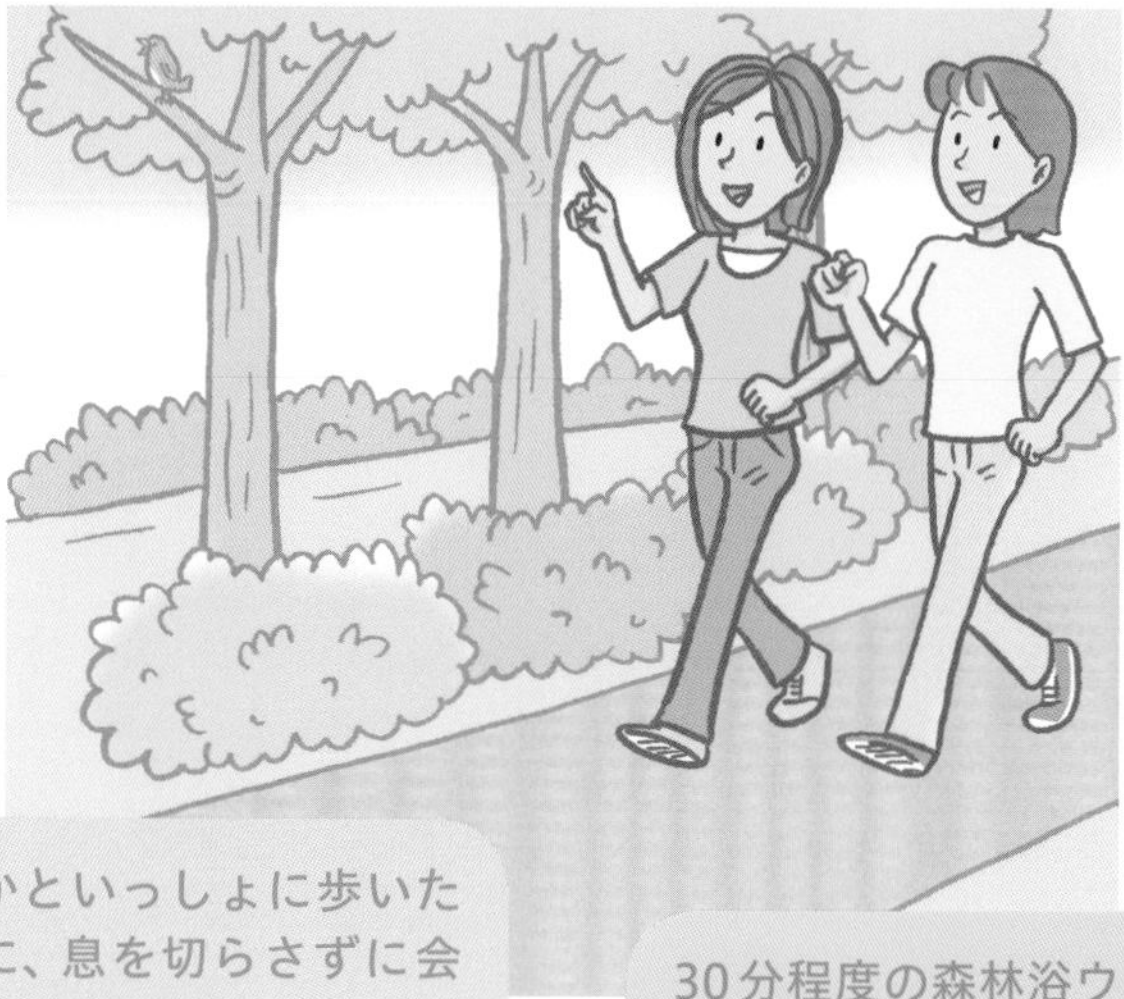

だれかといっしょに歩いたときに、息を切らさずに会話をしながら歩けるペースが目安です。

30分程度の森林浴ウォーキングでは、NK細胞の働きが2～3割アップするといわれます。

ちょこっとレクチャー

運動するときの注意点

●乳房切除術をしていると左右のバランスが微妙に違ってきます。また、薬物療法の影響などからも、ふだん通りの動きでも、バランスをくずして転倒することがあるので気をつけましょう。

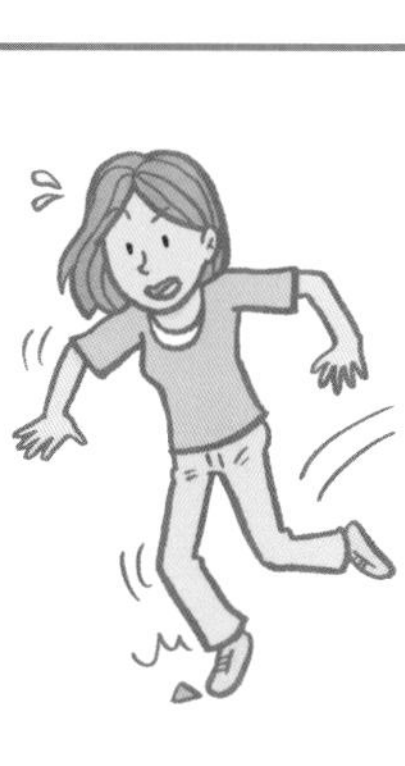

●リンパ節郭清をしていると、手を上げにくかったり、動かすとひきつるような痛みが走ることがあります。これは、日がたつにつれてやわらいでいきますが、いつまでも痛みが続くときは医師に相談しましょう。

治療しながら働くために会社の制度をチェックしよう

乳がんと診断され治療が始まると、しばらくの間は、今までと同じように仕事をするのは難しくなります。手術のときには、1~2週間の入院とその後2~3週間の休養が必要です。さらに術後の放射線治療では、5~6週間程度は平日決まった時間に連日の通院が、薬物療法を行う場合は、通院のための休みのみならず、副作用に対する心身の調整をしながら勤務することになります。

しかし、治療をしながら仕事を続けることはできます。仕事をあきらめずに治療しながら働くために、まずは利用できる制度などを調べ、情報を集めてみましょう。

仕事を続けるために利用できる制度を活用する

仕事を続けるうえで、味方につけたいのが、治療中の就労を支える制度です。制度には「勤務している会社の社内制度」と「健康保険などの公的制度」があります。

外来通院をしながら働く場合、社内での制度は重要なポイントです。就業規則は持っていても、あまりしっかり見たことがないという人も多いでしょう。自分の就業状況をしっかりと把握するため、勤務している会社の社内制度について、左ページのチェックリストを用いて確認してみましょう。就業状況をまとめてみると、今後の通院スケジュールや仕事の配分予定などを立てるときに具体化できるだけでなく、がん相談支援センターで相談する際の現状説明にも役立ちます。

会社によっては、傷病休暇といって、病気の治療のための休暇制度があるところもあります。就業規則や福利厚生制度などについてわからないことがあったら、総務などの担当者に聞いてみるとよいでしょう。

ふだん医療機関を受診するときの保険証としている健康保険ですが、国民健康保険以外の各健康保険では、病気やケガで会社を休んだときに支給される、傷病手当金の制度があります。最長で1年半まで支給されるので、これらを利用する方法も検討してみましょう。

まとめ
NOTE

会社の制度チェックリスト

自分の勤務先についての情報を整理しましょう。わからないことがあったら総務などの担当者に確認しておきましょう。

手元に以下の書類を準備しましょう。

□就業規則　□雇用契約書　□労働条件通知書

1 契約期間

□期間の定めはない　□期間の定めがある（　年　月　日～　年　月　日）

2 契約更新について（期間の定めがある場合）

□自動的に更新する　□更新する場合がありえる　□契約更新はしない

3 労働時間

始業時刻（　時　分）　終業時刻（　時　分）　休憩時間（　分）

□フレックスタイム制　□交替制や特殊な労働時間制による

4 所定休日

□定例日　毎週（　）曜日、国民の祝日、
その他（　）

□非定例日　週・月あたり（　）日、その他（　）

5 休暇

□年次有給休暇　現在の残日数（　）日、
次回（　）月（　）日に（　）日付与

□半日休暇　年間の取得限度（　）日まで

□時間単位有給休暇　年間の取得限度（　）日まで

□積立休暇
（未消化分の年次有給休暇を積み立てて、傷病に利用できる制度）（　）日
現在の残日数（　）日
ほかの休暇（年次有給休暇など）との優先順位について
（　）

□傷病休暇　（　）日　現在の残日数（　）日
休暇中の給与の支給（有（　）%、無）

□休職制度　期間（　）カ月／年　残り（　）カ月／年
休職中の給与の支給（有（　）%、無）

□その他の休暇（　）

6 その他

□短時間勤務制度　１日（　）時間　利用（可・否）

□時差出勤制度　利用（可・否）

□在宅勤務制度　利用（可・否）

□時間外労働の制限（有・無）

（参考資料：厚生労働科学研究費補助金がん研究事業）

がんと共存し充実した社会生活をがんサバイバーシップ

サバイバーというと「生存者」というイメージをもつ人が多いことでしょう。しかし、がんサバイバーとは、単なるがん治療を終えた生存者という意味ではありません。治療中の人も含む「すべてのがん経験者が、がんとともに自分らしく生きていく」という意味をあらわしています。そして、そのような生き方のことを「がんサバイバーシップ」と呼びます。

周囲の人や社会とともに問題を乗り越えていく

がんサバイバーシップは、がん患者が、治療によって発病から何年のあいだ生きることができたかということよりも、発病からその生を全うするまでの時間を、いかにその人らしく充実して生きぬくかを重視する考え方がベースになっています。

がんと診断された人は、治療や体力低下による身体的な問題、仕事や人間関係といった社会的な問題、経済的な問題など、多くの問題に向き合います。それらを乗り越え、その人らしく暮らし、がんサバイバーとなっていくためには、本人だけでなく、周囲の人々や社会の力が必要。がんサバイバーシップには、がん経験者を支援する家族や友人、医療関係者なども含まれ、がんと共存しながら、よりよい生活を送ることをともに目指していきます。心理的なケアや、健康増進、美容、育児、社会復帰のサポートなど、がんサバイバーシップを支える取り組みも広がっています。

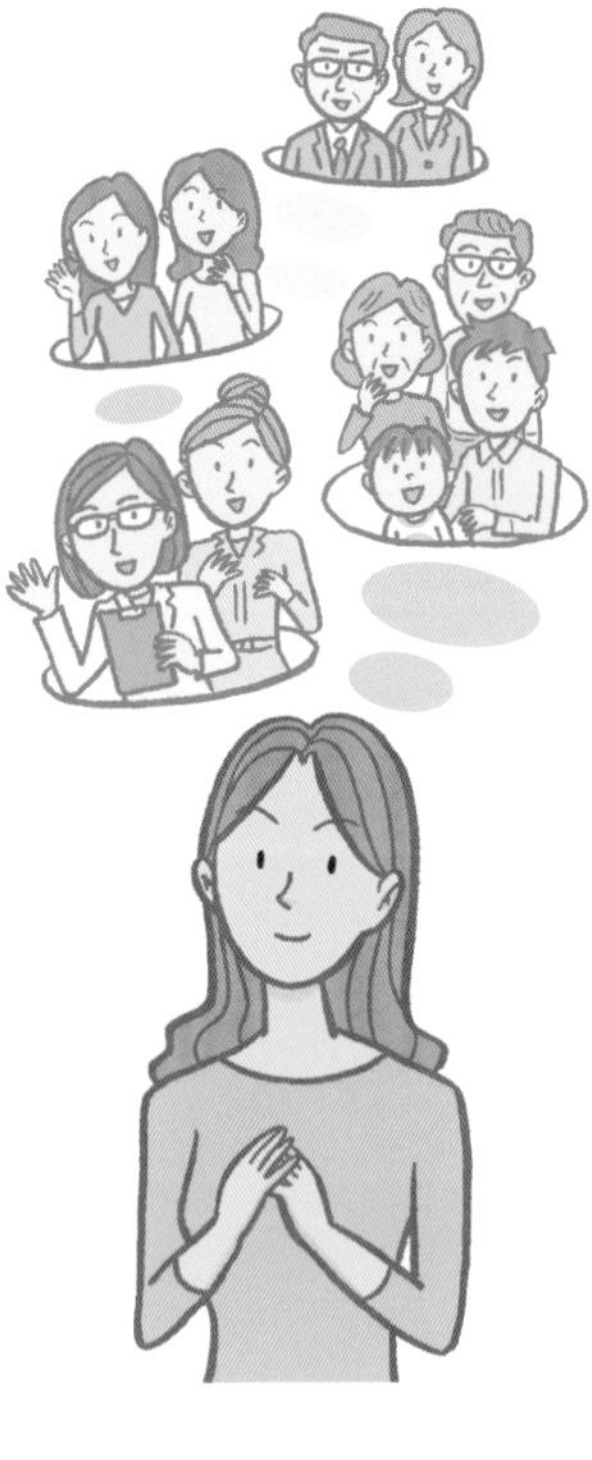

もくじ

Part 1 そもそも乳がんって？

Part 2 どんな検査をするの？

Part 3 私に合った治療法は？

Part 4 どのように生活すればいいの？

Part 5 仕事とお金はどうする？

Part 6 再発したらどうするの？

Part 1

そもそも乳がんって？

女性がかかる「がん」でいちばん多い「乳がん」は、そもそもどのような病気なのでしょう。発生のしくみや広がり方、性質の多様さなどを知ることで、治療法が見えてきます。病気の特徴をよく知ることが大切です。

女性のがんのトップは乳がん 日本人女性の9人に1人が発症する病気です

乳がんは世界的にみても女性にいちばん多く発症するがんです。日本では年間約9万人の女性が乳がんの告知を受けています。また、乳がん患者は年々増加傾向にあり、生涯のうちに乳がんになる女性は、50年前は50人に1人だったのに対し、現在は9人に1人といわれています。

一方、日本人女性で最も亡くなる人が多いがんは大腸がんで、罹患数が最も多い乳がんは死亡率では第5位です。この数字から、乳がんはかかる人は多いけれど、命を落とす率は低いがんであることがわかります。

がんは確かに怖い病気ですが、乳がんは、定期検診を受け、さらに自分で日常的に乳房をチェックしていれば（170ページ参照）、早期に発見することができるがんでもあります。そして、早期に発見して適切な治療を受ければ、命に影響を及ぼさずにすむケースが多いのです。また乳がんはその性質に合わせた治療法の選択肢が多く、経過を長くみていく必要があるのも特徴です。

罹患率は30代後半から増加し 40代後半と60代前半にピークを迎える

胃がんや大腸がんなど、多くのがんは年齢が高くなるほど罹患率（病気にかかる割合）が高くなります。欧米でも乳がんは閉経後の60〜70代の女性に多くみられます。

最近では日本でも、欧米なみに60〜70代の乳がんが増加していますが、日本女性の乳がんは、30代後半から急激に増え始め、40代の後半に罹患率が最初のピークを迎えます。女性が家庭や社会でいちばん活躍する年代に多いのが乳がんなのです。さらに閉経後の60代前半に次のピークを迎えます。

Data

■がんの罹患数が多い部位

	1位	2位	3位	4位	5位
男性	前立腺	胃	大腸	肺	肝臓
女性	乳房	大腸	肺	胃	子宮

国立がん研究センターがん対策情報センター（2017年）

■がんの死亡率が高い部位

	1位	2位	3位	4位	5位
男性	肺	胃	大腸	膵臓	肝臓
女性	大腸	肺	膵臓	胃	乳房

国立がん研究センターがん対策情報センター（2018年）

■乳がんの年齢階級別罹患率と死亡率

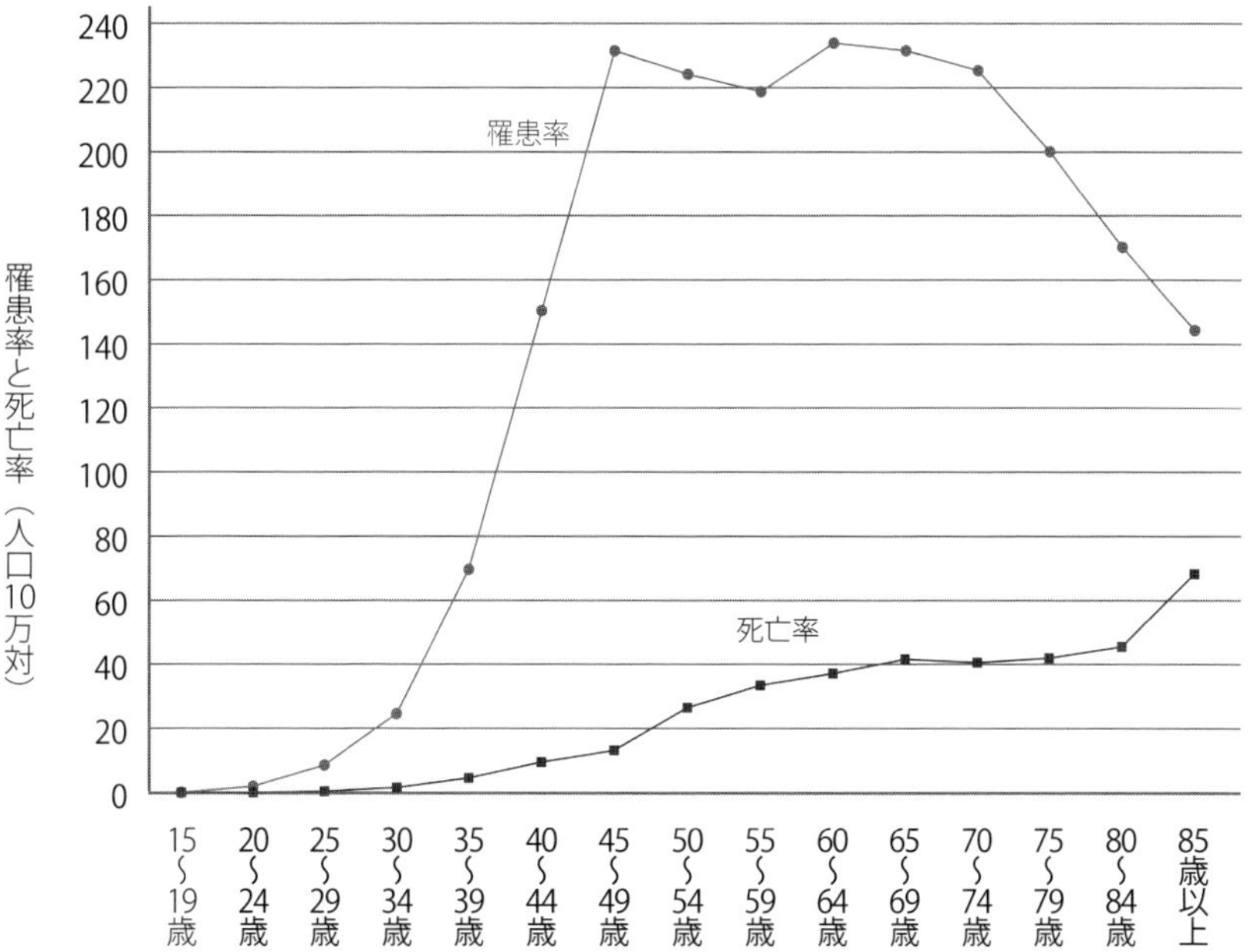

国立がん研究センターがん対策情報センターホームページより
（罹患率：2015、死亡率：2018年）

乳がんになる女性は、30歳代後半から急激に増加し、40歳代後半に最初のピークを迎えます。さらに閉経後の60歳代前半に次のピークを迎えますが、その後、罹患率は低下します。

欧米では日本よりも罹患率は高いけれど死亡率は低下しています

今でこそ9人に1人と、日本人の乳がんは急激に増加していますが、それでもまだ世界的にみると日本人の乳がんは少ないといえます。なぜならアメリカやイギリス、デンマークなど、欧米の国々では日本人の2～3倍の割合で乳がんの発症がみられるからです。

日本の乳がんは、他国よりも少ないとはいえ着実に増え続けています。その原因のひとつとして考えられているのは、ライフスタイルの欧米化による食生活の変化です。

日本人の食生活は、昭和35年ごろから急速に変化してきました。それまでは米を主食とした和食でしたが、次第に肉類や乳製品の摂取が多くなり、1日の摂取エネルギー量も増えています。このような動物性脂肪を多く摂取する食生活は、乳がんのリスクを高める要因となっています。

欧米では乳がん検診の高い受診率が死亡率を低下させている

ここで注目したいのは、欧米の乳がんは確かに多いけれども、死亡率は減少しているという点です。これは、アメリカやイギリスがマンモグラフィ（乳房専用のX線撮影装置）による乳がん検診の普及につとめたためです。今やアメリカでは80％以上の女性が乳がん検診を受けるまでになっています。そのため、罹患率は上昇していても、早期に発見されるケースが多いために、死亡率は下がっている可能性があります。一般の人の治療に対する知識や理解が深まったことも、高い検診受診率につながっていると考えられます。これに対して日本女性の検診受診率は低いのが現状で、乳がんの正しい知識が普及しておらず、怖がって受診をしない人もいます。

Data

■生活習慣の変化

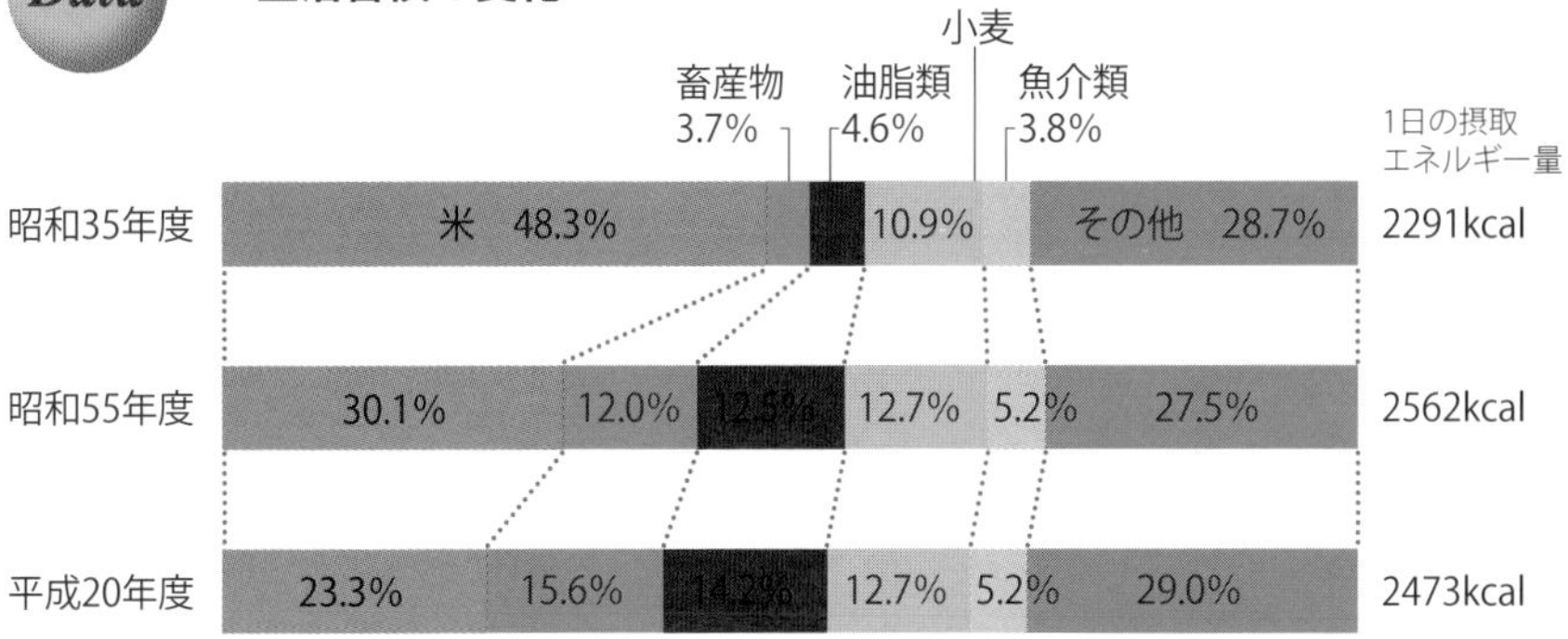

（出典：農林水産省「食料需給表」）

■がん検診の受診率

※胃がん、肺がん、乳がん、大腸がんは40歳以上、子宮頸がんは20歳以上を対象。
※子宮頸がん検診と乳がん検診は、「２年に１度」の受診が勧奨されているため、平成27年と平成28年の検診受診者数の合計に基づく検診受診率です。

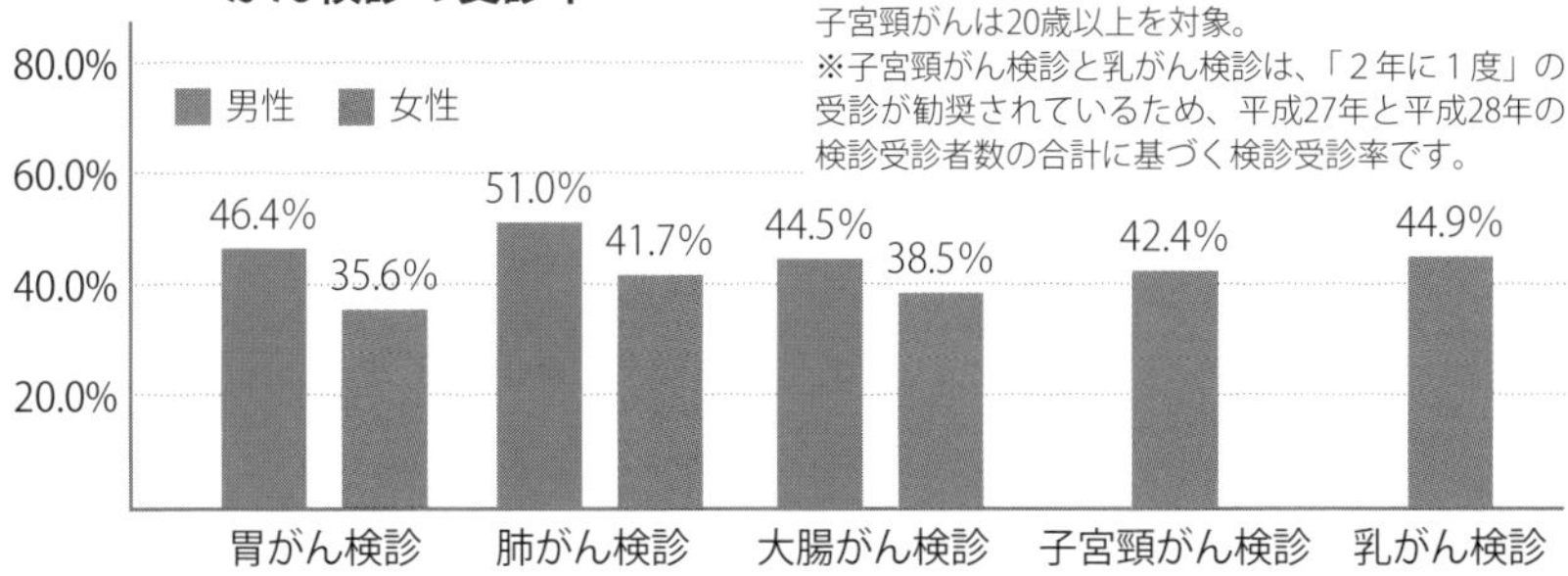

（出典：厚生労働省「平成 28 年国民生活基礎調査」）

■ 50-69 歳女性の乳がん検診受診割合

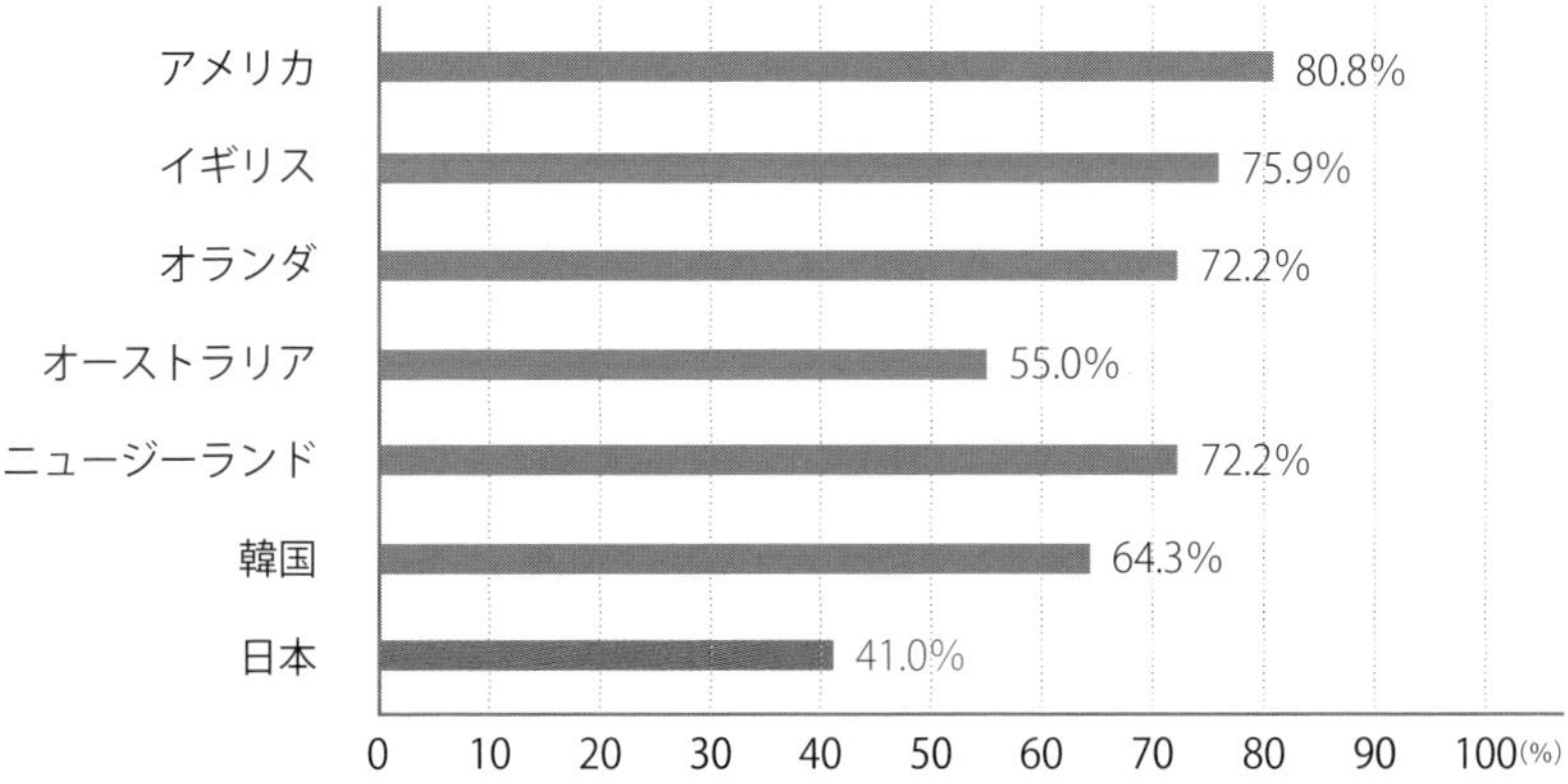

（出典：OECD,OECD Health at a Glance 2015, Nov 2015）

出産回数の減少などによるエストロゲンの影響が乳がんのリスクを増やします

なぜ現代女性の乳がんがこれほどまでに増えているのでしょうか。その原因のひとつにあげられるのが、女性ホルモンであるエストロゲン（卵胞ホルモン）の影響です。

乳がんはエストロゲンの影響によって成長するタイプが多く、このエストロゲンは妊娠中や授乳中には分泌が抑えられます。つまり出産回数が多いとそれだけエストロゲンの分泌は少なくなるわけです。ところが現代女性は出産回数が減少し、なかには、生涯に一度も出産しない人も増えています。そのため昔にくらべてエストロゲンの影響を受ける期間が長くなりました。さらに初潮の低年齢化も加わり、生涯において、エストロゲンの影響をより強く受けるようになったのです。これが乳がんを増加させているひとつの原因です。

さらに女性が男性と同じように社会で仕事をするようになり、出産年齢が高齢化しています。仕事をもっている女性は出産後仕事に復帰するために、授乳を早くきりあげる傾向もあり、月経再開が早まるためにエストロゲンの影響を受けるようになります。高齢の妊娠や授乳期間の短縮が乳がんのリスクを高めるとも考えられています。

閉経後の肥満も乳がんのリスクを高める

閉経すると卵巣からエストロゲンが分泌されなくなるため、乳がんのリスクが減るように思われます。しかし実はエストロゲンは皮下脂肪でも生成されています。肥満で皮下脂肪が多いほど、よりエストロゲンが多く生成されるため、肥満も乳がんのリスクを上げる原因になります。閉経後の乳がんが増えている今、肥満にも十分な注意が必要です。

乳がんのツボ！

ホルモン補充療法と乳がん

更年期障害を改善するためのホルモン補充療法は、最近日本でも受ける女性が増えています。骨《こつ》粗《そ》鬆症《しょうしょう》の予防や、アンチエイジング効果など多くのメリットがある治療法ですが、ホルモン補充療法を長く続けると、乳がん発症リスクが上昇することがわかってきました。

ホルモン補充療法を受けるときには、メリットとデメリットの説明を医師にしっかり聞いてから判断するようにしましょう。

知っとこ！

乳がんのおもな症状は？

● **乳房のしこり**→乳がんが 5 mm ～ 1 cm になると自分でさわったときにしこりに気づくようになります。約 90％は良性のしこりですが、自分でしこりに気づいたときにはすぐに医師の診察を受けましょう。

● **乳房のひきつれ**→乳がんが皮膚の近くに出ると、えくぼ状のひきつれがみられたり、赤くはれることがあります。

● **わきの下のはれやしこり**→乳がんがわきの下のリンパ節に転移するとわきの下のしこりに指がふれるようになります。神経が圧迫されて腕がしびれることもあります。

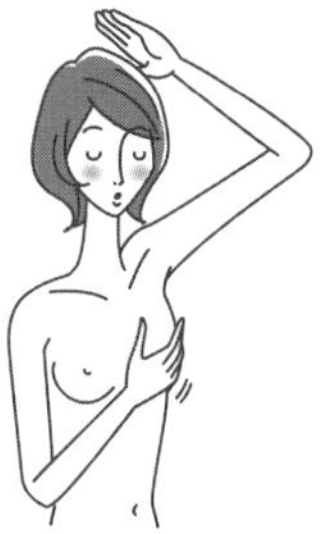

● **乳頭からの分泌物**→乳頭をつまんだときに、茶褐色の分泌物が出ることがあります。

まとめ NOTE

乳がんのリスクファクター

- 初産年齢が高い（30歳以上、未産を含む）
- 初潮が早い（11歳以下）
- 閉経が遅い（55歳以上）
- ホルモン補充療法を長期間受けている
- 母親または姉妹など、家族に乳がんや卵巣がんになった人がいる
- 飲酒量が多い（毎日コップ２杯以上のビール等を飲んでいる）
- 子宮体がん、卵巣がんにかかったことがある
- 乳がんの既往、または異型などの乳房の良性疾患の既往
- 肥満

乳腺内にとどまっている非浸潤がんと乳腺の外に出た浸潤がんがあります

乳がんはさまざまな要素によって分類されますが、まず、その広がりにより、大きく「非浸潤《しんじゅん》がん」と「浸潤がん」に分けられます。

非浸潤がんは、乳管や小葉の細胞から発生した乳がん細胞が乳腺の組織内にとどまっているがんです。早期の乳がんで、その部分を切除すればリンパ節やほかの臓器への転移の心配はないと考えられます。

非浸潤がんに対し、乳がん細胞が乳腺をつつんでいる膜をやぶり、周囲の組織まで浸出したがんを浸潤がんといいます。浸潤がんになると、がん細胞が乳房内のリンパ管や血管にも入り込み、リンパ節や遠く離れた臓器に転移する可能性が出てきます。

非浸潤がんを放っておけば、多くの場合浸潤がんになっていくといわれていますが、非浸潤がんのままとどまるものもあるといわれています。ただ、その見分けは難しいのが現実です。現状では、できるだけ非浸潤がんの段階で治療することが望まれます。

非浸潤がんの段階ではまだしこりにふれないことがほとんどですが、マンモグラフィ（62ページ参照）で見つけることが可能です。現在のところ、乳がん全体の10～20％が非浸潤がんの段階で見つかっています。

手術前の診断では非浸潤がんと言い切れない

手術前のがんの診断は針生検（66ページ参照）などで行われます。針生検では針を刺して吸い取った部分の組織だけをみるので、そこで非浸潤がんと診断されても、ほかの部分で浸潤が起こっている可能性もあります。手術の際に切除した組織でさまざまなことを調べ、その結果非浸潤がんと考えられていたがんが浸潤がんだったとわかるケースもあります。

Zoom-eye

非浸潤がんから浸潤がんへの変化

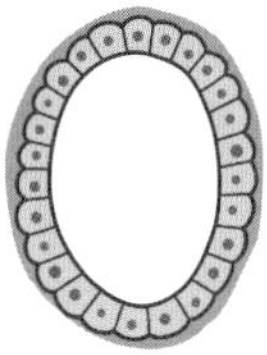

正常な乳管

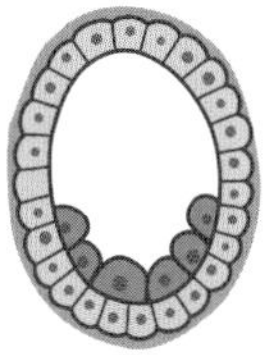

異型の細胞ができる

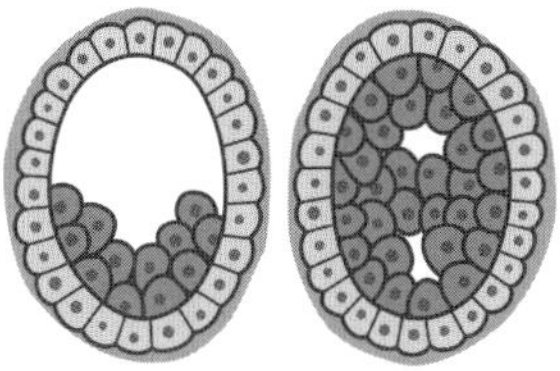

非浸潤がん
がんが乳管内にとどまっている

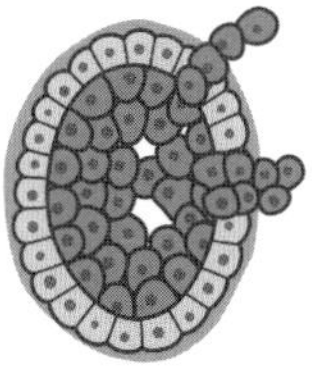

浸潤がん
間質に浸潤する

乳がんのツボ!

石灰化でわかる非浸潤がん

しこりをつくらない非浸潤がんは、石灰化が発見の手がかりです。石灰化はカルシウムが乳房内に沈着したもので、マンモグラフィでみると白く砂粒のようにみえます。多くは乳腺症などが原因で起こる良性の石灰化ですが、がん細胞が原因でできるものもあるのです。

乳房全体に散らばってみえる石灰化は、ほとんどが良性のものと考えられます。乳がんが疑われる石灰化は、形がふぞろいであったり、一カ所に集まっていたり、乳腺にそって細い線状になっていたり、枝分かれしたりしているもので、そうした石灰化がみられたら、診断のためによりくわしい検査を行います。

よくあるハテナ

Q 良性の石灰化が悪性化することはないの?

A 良性の石灰化が、悪性のものに変化することはありません。ただ、ほかの部分に悪性の石灰化ができる可能性はあります。また、区別をつけるのが難しいものもあり、経過観察になる場合もあります。

がん細胞の性質によって分類するサブタイプは治療方針や予後を考えるポイントになります

乳がんは、増殖をうながす物質の有無や増殖能力の強さなど、がん細胞がもつ性質によっても分類されます。基本的にはホルモン受容体、HER2《ハーツー》タンパクを調べることで分類され、薬を効果的に使ったり、予後を予測したりするのに役立てられています。

●ホルモン受容体

ホルモンに反応してがん細胞を増殖するのがホルモン受容体です。おもにがん細胞の核にあらわれ、その数が多いと陽性になります。乳がんでは女性ホルモンに反応する、「エストロゲン受容体（ER）」と「プロゲステロン受容体（PgR）」がありますが、最近ではERのみで陽性・陰性を判断します。

●HER2タンパク

がん細胞の表面に発現するタンパク質の一種で、HER2タンパクが多いと、がん細胞の増殖を強くうながすとされます。多いほど手術後の再発リスクが高くなると考えられますが、HER2をねらって作用する薬が開発され（126ページ参照）、効果をあげています。

遺伝子を検査することによって、よりくわしい分類も可能になっている

最近では、がん細胞の遺伝子を解析して乳がんをさらに細かいタイプに分け、再発リスクなどを予測できるようになりました。くわしい遺伝子検査をするとトリプルネガティブタイプも10タイプに分けられるといわれています（72ページ参照）。

抗がん剤治療の必要性を考えるときなどに有効な検査もあり、欧米ではよく使われている検査もありますが、日本ではまだ保険適用外で高額な検査費用がかかり、行える施設も限られています（100ページ「オンコタイプDX」参照）。

ちょこっとレクチャー

ルミナルなどのサブタイプ分類とは

もともとは乳がん細胞の遺伝子の発現状況によってつくられた分類です。簡易的にホルモン受容体、HER2タンパク、Ki-67の発現状況によって5つのサブタイプに分けられます。

●ルミナルAタイプ

ホルモン受容体陽性、HER2陰性で、Ki-67が低いタイプ。日本人の乳がんの約60%がこのタイプで、予後がいちばんいいとされます。

●ルミナルBタイプ（HER2陰性）

ホルモン受容体が陽性、HER2が陰性で、Ki-67が高いタイプです。

●ルミナルBタイプ（HER2陽性）

ホルモン受容体もHER2も陽性のタイプです。

●HER2エンリッチドタイプ

ホルモン受容体陰性、HER2陽性のタイプです。

●トリプルネガティブタイプ

ホルモン受容体もHER2も陰性のタイプです。2つあるホルモン受容体、それにHER2の3つともが陰性なので、トリプルネガティブといわれます。

●Ki-67

がん細胞自体が、増殖する能力をどれくらいもっているかをあらわすものです。数値が高ければ増殖するスピードが速いと考えられ、抗がん剤による治療が必要とされています。

まとめNOTE

5つのサブタイプ

	エストロゲン受容体（ER）	HER2	Ki-67
ルミナルAタイプ	＋	－	低値
ルミナルBタイプ（HER2−）	＋	－	高値
ルミナルBタイプ（HER2+）	＋	＋	
HER2 エンリッチドタイプ	－	＋	
トリプルネガティブタイプ	－	－	

※タイプによる治療法の選択は 71 ページ参照。

乳がんのツボ！

サブタイプの分類は、基準のとり方で変わる

サブタイプは、免疫染色という方法を使って分類します。免疫染色では、がんの組織に色をつけ、染まった部分の広がりや数をかぞえるなどして陰性や陽性を判定します。そのため、染め方や、どこからを陽性とするかなどの見方に基準が必要です。

その基準は、ホルモン受容体、HER2の検査についてはしっかりとできていて、専門の医師であれば、だれが行っても同じ結果が得られるようになってきています。ただし、Ki-67については、まだ基準がはっきりしないところもあります。

サブタイプ分類には判定が難しいケースもあり、絶対といえるものではないということも知っておきましょう。

大きさやリンパ節転移の有無などにより5つのステージに分類される進行度

がん細胞は増殖を繰り返し、広がっていきます。しこりの大きさや、リンパ節などへの転移の状態を調べ、がんがどのくらい進行しているかを分類したものがステージ（病期）です。乳がんは、わきの下のリンパ節に転移することがおもですが、胸骨の内側のリンパ節、鎖骨上下のリンパ節への転移も調べます。

乳がんの進行度は、大きく0期からⅣ期の5つのステージに分けられます。ステージの数字が小さいほど進行度の低いがんで、0期は、がんが乳腺の中にとどまっている非浸潤がんです。この0期と、しこりがまだ小さく、リンパ節への転移もないⅠ期は、早期がんといわれます。Ⅲ期は局所進行乳がんといわれるもの、Ⅳ期は遠隔転移もみられるものです。自己検診や、病院での検診で見つかることが多いのは、Ⅰ、Ⅱ期の段階です。

治療の流れを考えるときに基本情報となるのがステージ分類

ステージ分類は、手術を行うか、手術の方法をどうするか、薬物や放射線での治療を行うかどうかといった、大きな治療の流れを考えるときにベースとなる情報です。

ステージごとにだいたいの方針が決まっていて、それをもとに、そのほかの情報や本人のライフスタイル、希望などを考え合わせ、治療法を検討します。

0～ⅢA期は、手術でがんを取り除くことを治療の基本として考えます。ⅢB期からは、手術でがんを切除しきれず、全身にも細かいがん細胞が転移している可能性があるため、薬物による全身治療や放射線療法が基本になり、その後の状態によっては手術を検討します。

知っとこ!

乳がんのステージ(病期)分類

0期		・がん細胞が乳腺内にとどまっていて、しこりは見えない。
Ⅰ期		・しこりが2㎝以下で、リンパ節への転移がない。
Ⅱ期	ⅡA期	・しこりが2㎝以下で、わきの下のリンパ節に転移がある。 ・しこりが2～5㎝で、リンパ節への転移がない。
	ⅡB期	・しこりが2～5㎝で、わきの下のリンパ節に転移がある。 ・しこりが5㎝以上で、リンパ節転移がない。
Ⅲ期	ⅢA期	・しこりの大きさは問わず、わきの下のリンパ節に転移があり、リンパ節どうしが癒着したり周囲に固定している。 ・しこりの大きさは問わず、わきの下のリンパ節に転移はないが、胸骨の内側のリンパ節がはれている。 ・しこりが5㎝以上で、わきの下のリンパ節か、胸骨の内側のリンパ節に転移がある。
	ⅢB期	・しこりが胸壁に固定している。 ・しこりが皮膚にあらわれたり、がんが乳房表面の皮膚に及んでいる。
	ⅢC期	・わきの下のリンパ節と胸骨の内側のリンパ節のどちらにも転移している。 ・鎖骨の上下にあるリンパ節に転移している。
Ⅳ期		・乳房以外の離れた臓器に転移している。

※ステージ分類は、判定のためにみる3つの要素、しこり(Tumor)、リンパ節(Node)、遠隔転移(Metastasis)の頭文字をとり、TNM分類ともいいます。

乳がんのツボ!

リンパ節への転移は手術ではっきりさせる場合も

がんの広がりは、MRIやCTなどの画像検査で調べることができます。ただ、リンパ節への転移は、手術してみないとわからないこともあります。手術中に検査をしたり、手術で切除した組織をよく検査することではっきりさせ、その結果により治療の方針にも検討を加えます。治療方針を決めるために、画像検査で転移が疑われるリンパ節は、細い針を使い、細胞をとって調べる場合があります。

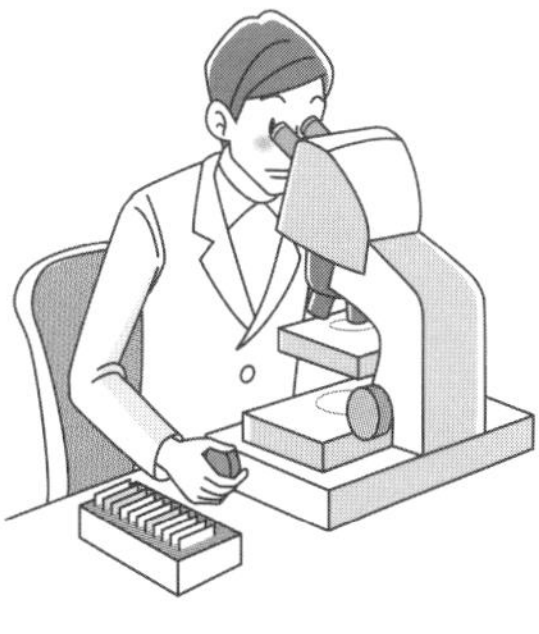

乳がんにかかる人はたくさんいても、一人ひとり、乳がんの病態は違います

乳がんの病態を考える要素には、浸潤の有無やサブタイプ、ステージ、がんの顔つきで見る悪性度など、たくさんのものがあります。要素の組み合わせはさまざまで、一口に乳がんといっても、その病態は各人各様、一人ひとり違うものです。がん細胞の遺伝子を検査することによって、現在一般的に行われている分類よりも、さらに詳細な分類までできるようになってきています。

同じステージでも、サブタイプや悪性度が違えば、違った治療法が考えられます。その人の年齢や、ライフスタイル、希望によっても方針が変わってきます。乳がんにかかる人は多く、たくさんの治療の情報があふれていますが、他人の治療と自分の治療を比較して、不安になったりするのは意味のないことです。ほかの人と自分の乳がんは同じではないことをわかっておきましょう。

大切なのは自分の検査結果をきちんと知って理解すること

乳がんと診断され、治療を進めるためには、たくさんの検査をします。がんがどんな状態にあり、どんな性質をしているかは、その結果からわかってくるものです。

検査結果は専門的なものですが、自分の治療方法を理解し、積極的に取り組んでいくためには必要な情報です。主治医から聞いて、わからないことがあれば説明を受けましょう。メモをとる、コピーをとるなどして、手元に控えを残しておくことも大切です。手術前と手術後で結果が変わることもあります。検査ごとに確認していくことが必要でしょう（70ページ参照）。

ちょこっとレクチャー

乳がんの種類

非浸潤がんと、浸潤がんの大きく2つに分けられる乳がんですが、それぞれは発生する場所などにより、さらに次のように分けられます。

●非浸潤がん

●非浸潤性乳管がん
がんが乳管に発生し、乳管の中にとどまっている。

●非浸潤性小葉がん
がんが小葉に発生し、小葉の中にとどまっている。

●浸潤がん

●浸潤性乳管がん
乳管から発生したがんが乳管外にまで広がったがん。乳がん全体のおよそ80％を占める。

●浸潤性小葉がん
小葉で発生したがんが小葉外にまで広がったがん、乳腺内に多発する傾向がある。乳がん全体のおよそ10％を占める。

●特殊型
しこりの内部にゼリーのような粘液ができる粘液がんや、予後がよいとされる管状がんなど数種類がある。どのがんも、頻度は低い（特殊だからといって悪性度が高いわけではない）。

知っとこ！

自分のがんを知るために確認したいこと

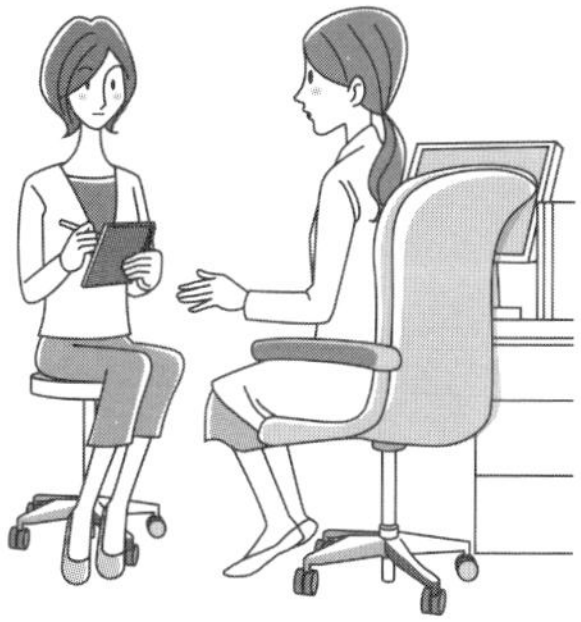

- ステージ（しこりの大きさ、リンパ節転移の有無、遠隔転移の有無）
- しこりの数や位置
- がんの種類
- サブタイプ（ホルモン受容体、HER2、Ki-67などの状態）
- 悪性度（グレード）

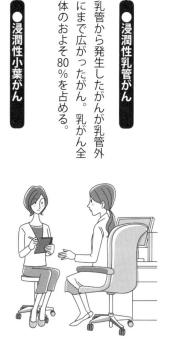

乳房内にしこりをつくらない炎症性の乳がんもあります

がんが進行していても、しこりをつくらない乳がんがあります。「炎症性乳がん」といい、発生率が乳がん全体の1～6％のめずらしいがんです。

乳房の皮膚が赤くはれることが特徴で、痛みはありません。熱をもつ場合もあり、打撲や、乳腺炎とまちがえられるケースが多くみられます。がん細胞が皮膚のリンパ管をふさぎ、リンパ管がつまることからはれが起こると考えられますが、マンモグラフィや、超音波検査でも映らないことがあり、診断がとても難しい乳がんです。

抗生物質で炎症がおさまらなければ乳腺外科を受診する

このがんは若い人にみられることが多いといわれています。乳がんのなかではとても進行が早く、はじめは虫さされのように小さな赤いはれが、どんどん広がります。皮膚の毛穴が目立つようになってオレンジの皮のように見え、乳房があっというまに大きくなっていきます。患者数が少ないため、あまり知られていませんが、注意が必要ながんなのです。

乳房の赤みやはれで受診をすると、通常は感染性の炎症を疑われます。抗生物質を処方されて様子をみるよう指示されますが、抗生物質を2週間使っても皮膚の症状が改善しない場合には、炎症性乳がんの可能性を考え、すぐに乳腺外科を受診しましょう。

炎症性乳がんは、ステージではⅢB期に分類されます。皮膚のリンパ管に広がるがんを手術で取りきることは難しく、治療は薬物療法が基本です。このタイプの乳がんはホルモン受容体が陰性で、HER2の陽性率が高いことが多いのが特徴です。HER2が陽性なら分子標的治療薬を含む抗がん剤治療を行い、効果があらわれれば手術をすることもあります。

Photo **炎症性乳がんではれた乳房**

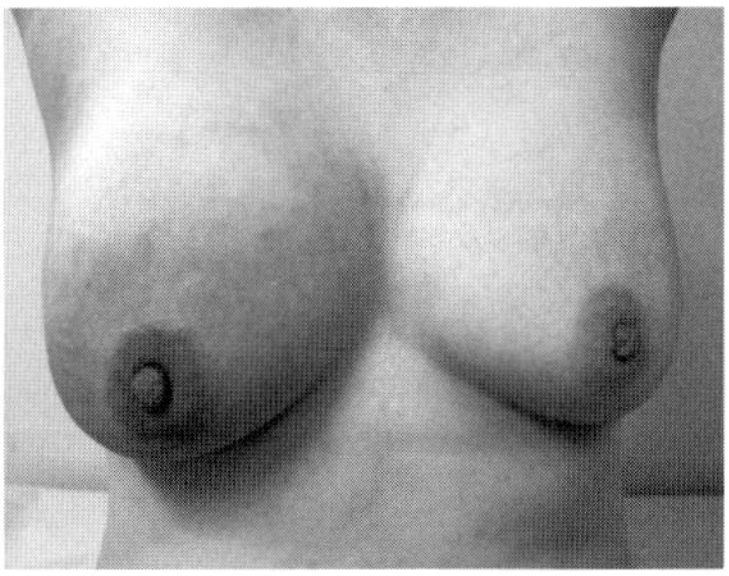

右の乳房が赤くなり、左の乳房にくらべて明らかにはれている。

まとめNOTE

炎症性乳がんの特徴

- しこりはほとんどふれない
- 乳房が赤くはれる
- 乳房が急激に大きくなる
- わきの下のリンパ節がはれることが多い
- 若い人に多い
- 進行が早い

ちょこっとレクチャー

パジェット病

パジェット病も、炎症性乳がんのようにしこりにほとんどふれない乳がんです。乳頭が炎症を起こしたように赤くなり、ただれていきます。非浸潤がん、浸潤がんのどちらの場合もありますが、ほとんどが非浸潤がんで、予後もとてもいいがんです。

乳がん全体の0・5％と、発症はとてもまれで、高齢者に多くみられます。ただの炎症だと思って放っておくと、ゆっくりと乳首のただれが広がっていきます。なかなか治らないような炎症は、乳腺外科で検査を受けましょう。

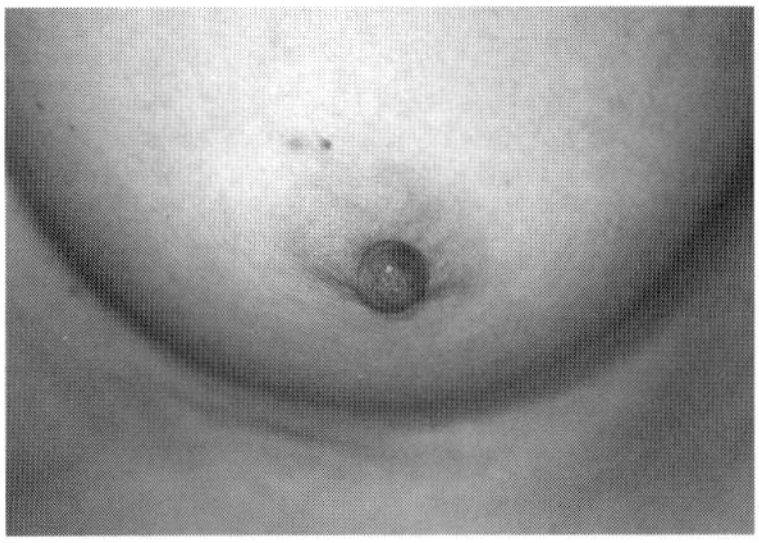

単純な湿疹と思われることも多いパジェット病。

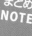

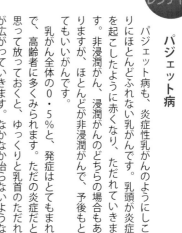

column 1

乳がんに似た病気

乳房にしこりができる病気は、乳がんだけではありません。しこりの8割は良性のものともいわれます。しこりができたからといってあわてる必要はありません。乳がんによく似た病気を知っておきましょう。ただし自己判断は禁物です。必ず専門医で診断を受けて。

●乳腺症

しこりができて痛みます。乳頭から分泌物がみられることもあります。女性ホルモンの影響で起こる生理的な変化と考えられ、月経周期に合わせ、症状があらわれるのが特徴です。とくに治療は必要なく、痛みがひどければ鎮痛剤で抑えます。

●線維腺腫

20～40代の若い人に多くみられるしこりです。しこりには弾力があり、さわるとよく動き、痛みがありません。線維《せんい》腺腫《せんしゅ》と診断されれば治療の必要はなく、経過観察となります。自然に小さくなったり、消えてしまったりするケースもありますが、あまり大きくなる場合には摘出することもあります。

●葉状腫瘍

線維腺腫とよく似たしこりができます。急激に大きくなっていくのが特徴です。ほとんどが良性のものですが、悪性や中間型もあり、手術で残さず取り除きます。再発しやすく、再発のたびに悪性度が高くなる可能性もあります。

●乳管内乳頭腫

乳頭に近い、太い乳管の中にできる腫瘍《しゅよう》で、血のまじった分泌物が乳頭から出るのが特徴的な症状です。乳頭腫自体は良性の腫瘍ですが、悪性のものと診断が難しいものも多く、手術で切除するケースもあります。

●乳腺炎

細菌に感染して起こる乳腺の炎症です。乳房が赤くはれて熱をもち、痛みます。高熱が出ることもあります。授乳期に乳腺に滞った母乳が原因で起こるほか、乳首から乳腺に細菌が入り込んで起こります。治療では、乳腺内にたまった母乳やうみを出すために、マッサージ、注射器での吸引、切開などを行います。抗生物質も処方されます。

Part 2

どんな検査をするの？

乳がんが疑われた場合、マンモグラフィや超音波などの画像検査、細胞を採取して調べる病理検査など、さまざまな検査を経て確定診断が下されます。まずは自分の病気についてよく知っておきましょう。

乳房に異常を感じたら、専門医を受診して検査を受けましょう

自己チェックで乳房のしこりに気がついたり、乳がん検診で再検査になったときは、乳腺外来のある病院を受診してくわしい検査を受けることになります。まずは初診から診断、そして治療開始までの大まかな流れを知っておきましょう。

乳がんの検査は、問診、視診、触診に加えて、マンモグラフィ（乳房専用のX線撮影装置）や超音波検査を併用して行います。この段階で乳がんが疑われると判断された場合は、さらに次の細胞診・組織診へと進みます。

ただしマンモグラフィ検診で要精密検査となっても、実際に悪性のしこりがあると診断されるのは検査を受けた人全体の0・3％といわれています。ですから再検査となっても怖がらずに、すみやかに精密検査を受けるようにしましょう。また、もし乳がんと診断された場合でも、早く見つけることができればそれだけ、治療を早く始めることができます。

検査には乳がんを診断するための検査と治療法を決めるための検査がある

乳がんの検査は、検診のときに行うマンモグラフィのように乳がんを発見するために行う検査と、しこりに針を刺して細胞を調べる細胞診や組織を採取して調べる組織診のように、がんを確定するために行う検査、さらには乳がんの広がりや悪性度を調べ、治療法を決定するための検査があります。

また手術後にも、手術によって摘出したがん細胞の病理検査を行い、がんの性質を調べます。乳がんはいろいろなタイプがあり、そのタイプによって効果的な薬物療法が異なるからです。この段階での病理検査で、術後により効果的な治療方針を選択することができます。

まとめNOTE

乳がん検査から治療までの流れ

「自己チェックでしこりを発見」または「乳がん検診で再検査となる」

↓

乳腺外来を受診
- 問診
- 視診
- 触診
- 超音波検査
- マンモグラフィ

↓

乳がんの疑いあり

↓

病理検査
- 細胞診
- 組織診

↓

乳がんと診断

↓

治療方法を決めるための検査
- MRI
- CTなど

↓

治療方針の決定

↓ 術前薬物療法 → 手術療法

↓ 手術療法
- 乳房部分切除術
- 乳房切除術
- センチネルリンパ節生検
- 腋窩《えきか》リンパ節郭清《かくせい》
- 乳房再建術

手術療法 → 摘出した乳がん組織の病理検査
- 腫瘍《しゅよう》の大きさ
- ホルモン受容体
- HER2タンパク
- 核グレード
- 腋窩リンパ節転移の有無
- Ki-67

摘出した乳がん組織の病理検査 → 術後の治療方針の決定
- 追加切除術
- 術後薬物療法
- 放射線療法

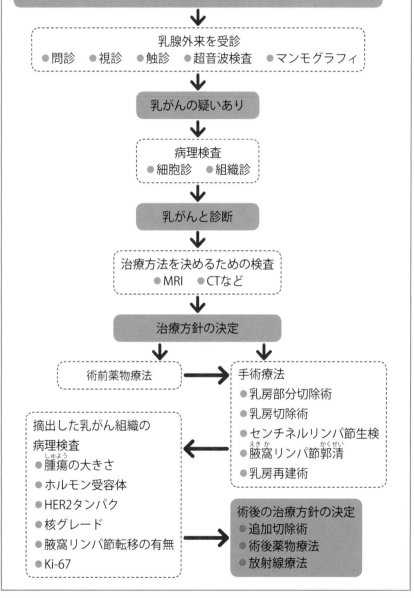

最初にかならず行われる問診・視触診で患者本人から直接情報を集めます

初診のときにかならず行われる問診は、患者の基本情報を集めるもので、現病歴、既往歴、家族歴の3項目が大きな柱です。現病歴とは、しこりがある、乳頭から分泌物が出ている、乳房痛があるなどの自覚症状があるかどうかです。症状がある場合は、いつからどこがどのようになったのかを聞かれます。

既往歴は、これまでに乳腺疾患や内分泌疾患、婦人科系疾患、他臓器悪性腫瘍などになったことがあるかどうかです。ほかに初潮年齢、月経状態、妊娠・出産経験の有無や授乳歴、経口避妊薬（ピル）を服用しているか、ホルモン補充療法を行っているかなども答えられるように準備しておきましょう。

遺伝が関係している乳がんもあるため（74ページ参照）、血縁者の乳がんや卵巣がんの発症、および家族の中でがんにかかった人がいるかなどについての家族歴も欠かせない問診項目になっています。

自分で気になるしこりがある場合は医師にそのことを伝えましょう

視診とは、医師が乳房をみて、左右の乳房の大きさの違いや、皮膚の陥没、乳頭の変形などを観察する診察です。乳房の皮膚に赤みや発疹があるかどうかもチェックします。

触診とは実際に乳房やわきの下などのリンパ節にふれて、がんが疑われるしこりがあるかどうかを診察することです。気になるしこりや皮膚のひきつれ、乳頭の変形、乳頭分泌物などにすでに気づいている場合には、そのことを医師に伝えましょう。

医療機関によっては、問診のあとにマンモグラフィ検査（62ページ参照）を行い、それをもとに視触診をするところもあります。また超音波検査と同時に視触診を行う場合もあります。

まとめ NOTE

問診で聞かれるおもな内容

[現病歴]

- □ 自覚症状はあるか
  しこりがある、乳頭から分泌物がある、乳房が痛む、張っている、ひきつれがある、皮膚に変化がある、乳頭が変形しているなど
- □ 自覚症状はいつからどのようにみられるのか。またそれは月経周期と関係があるか

[既往歴]

- □ 今までに乳腺の病気や婦人科系の病気になったことがあるか
- □ ほかの臓器のがんになったことがあるか
- □ 妊娠、出産、授乳歴について
- □ 月経周期と規則性
- □ ピルを服用しているか
- □ ホルモン補充療法を行ったことがあるか
- □ 過去の検診で再検査になったことがあるか

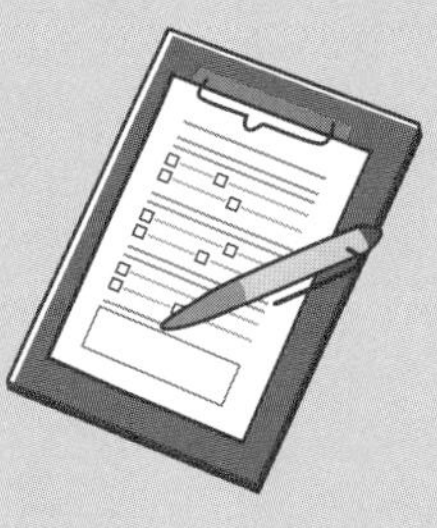

[家族歴]

- □ 家族に乳がんや卵巣がんの人はいるか
- □ 血縁者に男性乳がんの人がいるか
- □ 近親者のその他のがんの既往歴

視診のポイント

- ●乳房にえくぼ状のへこみがないか
- ●乳頭に陥没や異常がないか
- ●乳房に赤いはれや潰瘍などの異常がないか

触診のポイント

- ●乳房にふれて、かたい部分やしこりがないか
- ●しこりがある場合、その大きさ、形、硬度、可動性
- ●わきの下や鎖骨の上、頸部のリンパ節にはれているところがないか
- ●押して痛むところはないか
- ●圧迫したときに乳頭から分泌物が出ないか

乳房を圧迫することで小さな病巣まで発見できる乳房専用X線撮影装置「マンモグラフィ」

マンモグラフィは乳房を2枚の板に挟んで圧迫し、乳房を薄い状態にしてX線撮影する検査です。この検査では、しこりになる前のごく早期の乳がん（石灰化）を発見することも可能です。石灰化は画像で白い点のように映ります。この白い点が乳房全体にちらばっている場合は良性のことが多いので、石灰化がすべてがんというわけではありません。しかし、石灰化が乳頭に向かって線状に並んでいたり、石灰化が集まっているとがんの疑いが強くなります。乳房を圧迫するため、多少の痛みは伴いますが、けっしてがまんできないような痛みではありません。乳がんを早期に発見するためには有効な検査なので、怖がらずに受けるようにしましょう。

月経前は乳房が張っていて、乳房を圧迫すると痛みを強く感じるため、月経後の乳房がやわらかいときに検査を受けることをおすすめします。また緊張の度合いでも痛みの感じ方は違うので、できるだけリラックスして受けるとよいでしょう。

乳腺が発達している若い年代は検査結果がわかりにくいこともある

マンモグラフィの画像では、がん細胞は白く映ります。しかし乳腺も白く映るため、乳腺が発達して乳腺密度の高い閉経前の女性の画像は、全体が白っぽくなってしまい、白く映っているがんを認識できないことがあります。そのため、閉経前の女性ではマンモグラフィでは見つからない乳がんが、超音波検査（64ページ参照）で見つかってくることもあります。閉経後になると、乳腺はだんだん萎縮して脂肪に変わっていきます。マンモグラフィの画像では、脂肪は黒く映るので、この年代以降は白く映るがんが発見しやすくなります。

Photo マンモグラフィの撮影方法

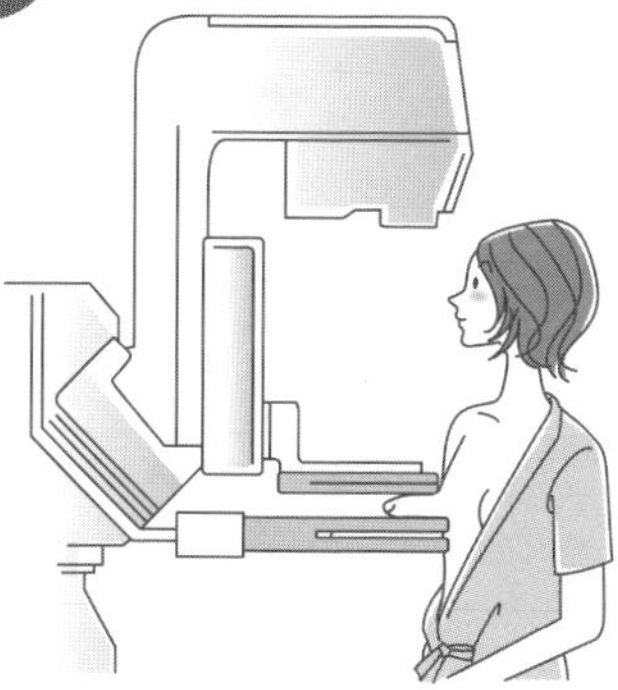

2枚の圧迫板で乳房を圧迫してX線撮影をします。斜め方向と上下方向の2方向を撮影するのが一般的です。

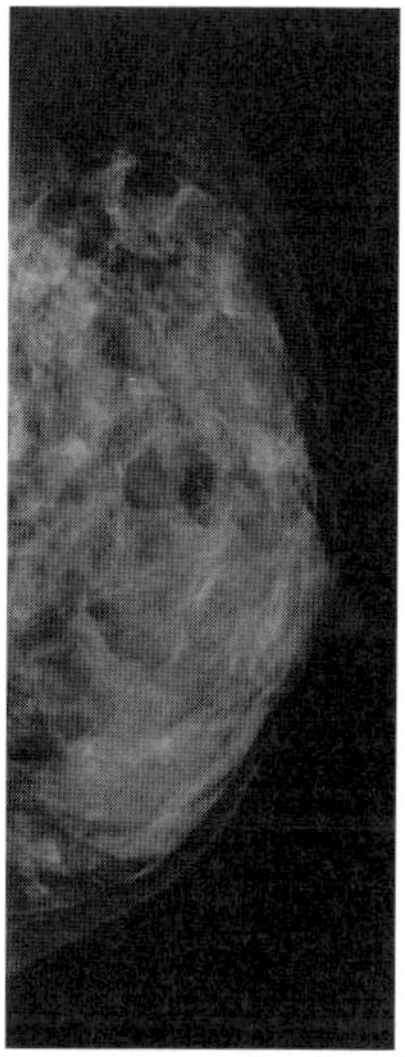

●閉経前の人の乳房の画像
乳腺が発達しているため、全体が白っぽく映り、白いがんを見つけるのが難しいこともあります。

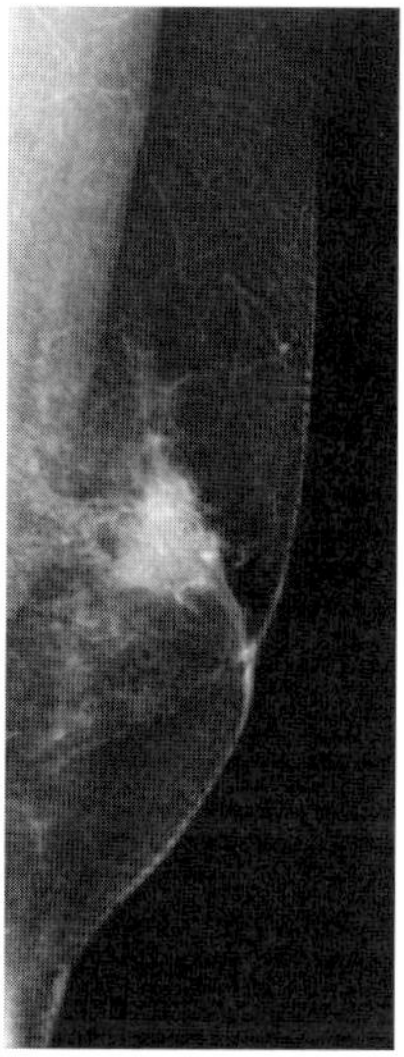

●閉経後の人の乳房の画像
乳腺が脂肪に変わり全体が黒く映るので、白く映るがんを見つけやすくなります。

乳がんのツボ！

石灰化とは？

乳がん細胞が増殖するときにその一部が死滅して石灰沈着が起こったり、がん細胞の分泌物にカルシウムが沈着したりすることがあります。これらを石灰化といいます。ただし分泌物に含まれるカルシウムが沈着したものが石灰化する場合も多く、これは良性のものでがんではありません。

知っとこ！ マンモグラフィのカテゴリー分類

検診でマンモグラフィの検査を受けた場合、その結果がカテゴリー３以上のときは精密検査が必要になります。

- カテゴリー１　異常なし
- カテゴリー２　良性
- カテゴリー３　良性と思われるが、悪性も否定できない
- カテゴリー４　悪性の疑い
- カテゴリー５　悪性

閉経前の女性の乳房検査には超音波検査が有効である可能性があります

超音波検査とは高い周波数の超音波を乳房にあて、はねかえってくる反射波（エコー）をコンピューターで画像化してその様子で診断する検査です。X線の被曝がないので、妊娠中や妊娠の疑いのある人でも安心して受けることができます。

この検査では、しこりのあるところは黒く映ります。乳腺の発達している若い世代の検査にとくに有効で、指でふれることのできない数ミリ程度の小さなしこりも見つけることができます。また逆に、触診をしながら気になる部分を重点的に何度も調べることも可能です。さらには、のう胞（分泌物のたまり）かどうかなどのしこり内部の識別や、しこりの形や境目部分の状態から、そのしこりが良性なのか悪性なのかの判断をすることもできます。

ただし、石灰化を映すのは難しいこともあります。また高い技術をもった検査技師や医師が行わないと、がんを見落とすことがあり問題となっています。

マンモグラフィと超音波検査の併用ががんの発見につながる

マンモグラフィと超音波検査のどちらで乳がんを発見しやすいかですが、50歳以上になるとマンモグラフィが有効といわれています。

マンモグラフィでしか発見できない乳がんもあれば、超音波でしか発見できないものもあります。そのため、病院での精密検査においては、マンモグラフィと超音波検査の両方を行うケースがほとんどです。40歳代の女性に対する検診では、マンモグラフィ単独より、マンモグラフィに超音波検査を加えたほうがより多くの乳がんを見つけられることがわかりました。しかし、そのことが死亡率を下げるかどうかの結果はまだ出ていません。

Photo 乳がんと良性腫瘍の超音波画像

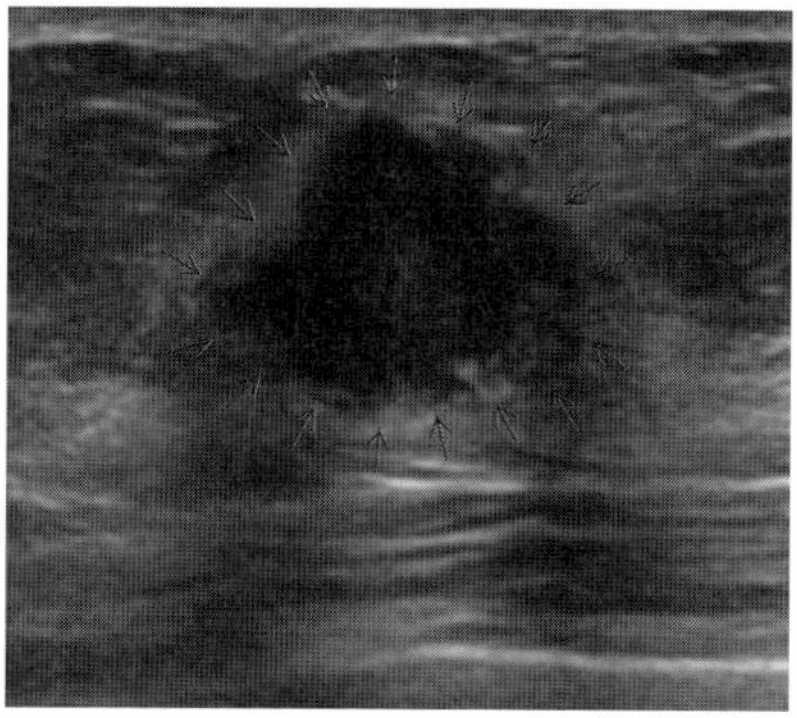

乳がん

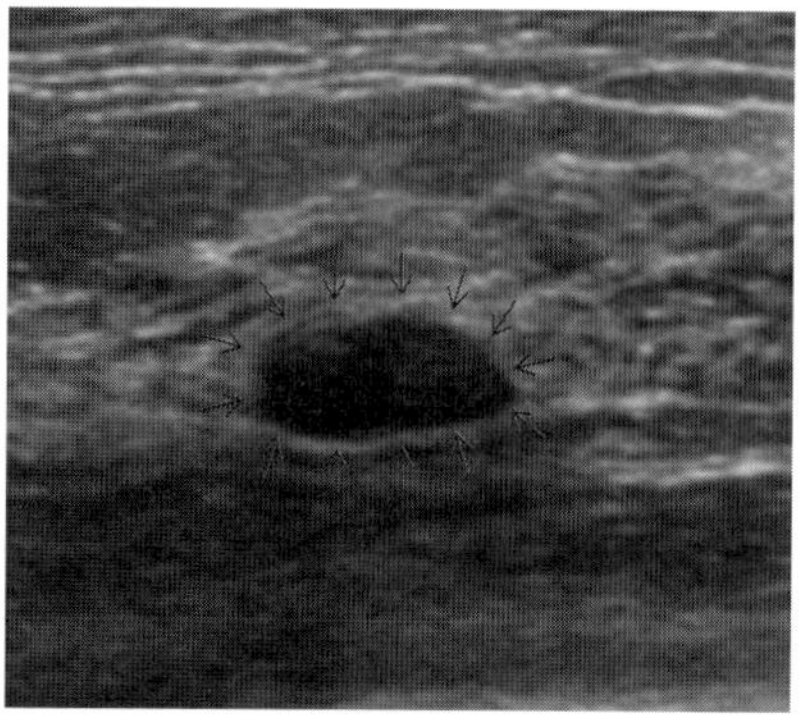

良性腫瘍

まとめNOTE

超音波検査とマンモグラフィのメリット&デメリット

超音波検査

[メリット]

- 小さなしこりを見つけることができる
- 乳腺の発達している閉経前の人でもしこりが発見しやすい
- 被曝の害はない

[デメリット]

- 検査する人の技術の差が出やすく、人によってはがんを見落としてしまうことがある
- がんではない良性のしこりもひろってしまう

マンモグラフィ

[メリット]

- 石灰化を見つけることができる
- 50歳以上の乳がんの早期発見に有効

[デメリット]

- 乳腺の発達している若い世代の乳がんを見つけにくい
- 少ないけれども被曝はある
- 妊娠中や妊娠の疑いがある場合には受けられないことがある

直接細胞や組織をとって調べる細胞診と組織診でがんと診断します

マンモグラフィや超音波検査で乳がんの疑いがあるしこりが指摘されると、そのしこりの細胞や組織を採取して調べる病理検査を行います。病理検査とは、体から採取した細胞や組織を染色し、顕微鏡で観察する検査です。これによって乳がんかどうかの診断と、乳がんであるならばどのような性質の乳がんかを調べることができます。細胞診も組織診も入院の必要はなく、外来でできる検査です。

乳がんの確定診断は組織診でしかできない

細胞診はしこりに細い針を刺し、吸引して細胞を採取して、それが良性か悪性かを識別します。これを穿刺《せんし》吸引細胞診といいます。針を刺すときに多少の痛みはありますが、麻酔をする必要もなく、体への負担はほとんどありません。ただし、細胞診だけで乳がんと判断することは難しく、あとで判定が変わることもあります。細胞診で悪性の疑いがある場合は、組織診に進みます。また画像診断の段階で、悪性の疑いがはっきりしている場合は、細胞診を行わずに最初から組織診を行うケースが増えています。

手術前の組織診は通常、針生検で行われ、マンモグラフィや超音波で石灰化やしこりの位置を確認しながら行うのが一般的です。針が太く病変の一部を切り取って採取することができるので、良性か悪性かの識別だけでなく、もし悪性の場合にはそのがんの性質、悪性度なども調べることができます。

マンモグラフィで確認しながら行うマンモトーム生検は、まだしこりになっていない石灰化の段階の組織を調べることができます。組織診でもがんを確定できない場合は、手術によって組織を取り出す、外科的生検を行うこともまれにあります。

ちょこっとレクチャー

細胞診でがんと診断されたら

細胞診だけでは乳がんの確定診断は困難です。もし細胞診だけで悪性と診断された場合は、組織診も行うように医師に申し出ることをおすすめします。

まとめNOTE

細胞診と組織診

- **細胞診**…しこりから細胞を採取して検査
  - ・穿刺吸引細胞診
  - ・乳頭からの分泌物の細胞診
- **組織診**…しこりから組織を採取して検査
  - ・針生検…コア針生検、吸引式乳房組織生検（マンモトーム生検、バコラ生検）
  - ・外科的生検

Zoom-eye

穿刺吸引細胞診

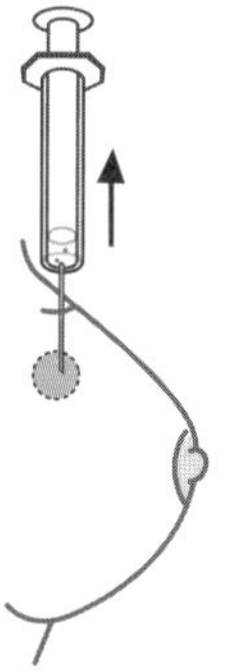

しこりのあるところに注射針を刺して、細胞を吸い取ります。

針生検

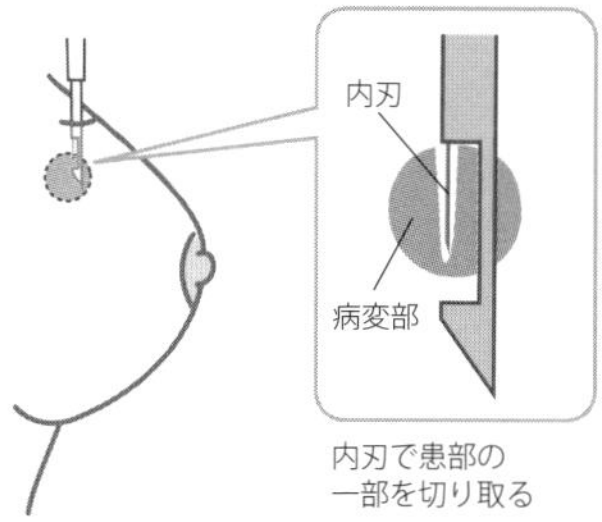

局所麻酔をして、細胞診よりも太い針を刺して組織を採取します。

よくあるハテナ

Qがん細胞に針を刺すことで、がんが広がることはありませんか。

A針を抜くときに、その経路にがん細胞が残ることはないとはいえません。しかし、そのがん細胞は自然に消失すると考えられています。検査によるがんの広がりはまず心配しなくても大丈夫です。

がんの確定診断後に病巣の広がりなどを調べるMRIやその他の検査

組織診で乳がんと確定診断が出たら、治療に進む前にMRI検査やCT検査などを行います。乳房MRIによって、腫瘍の大きさ、数、位置、浸潤の程度、ときにはリンパ節への転移を見極め、乳房の切除範囲を決めるのに役立てます。

それに対して、CT検査はリンパ節転移のほか、脳や骨、肝臓などほかの臓器に遠隔転移していないかなどを調べます。ただしリンパ節への転移についてのはっきりとした診断は、センチネルリンパ節生検（98ページ参照）で判断します。

MRIとCT検査、3Dマンモグラフィ

電磁波を利用して体をあらゆる角度から撮影するMRI検査では、ガドリニウムという造影剤を血管内に注射して検査を行います。

がんは栄養を補給するために血管（新生血管）をつくって成長していきますが、造影剤を注入すると、この新生血管から造影剤が染み出す様子を映すことができるので、がんの位置や広がり具合を正確に確認することができます。これによって手術で切除すべき範囲が特定できます。

また術前化学療法後に、再び造影MRI検査を行うことで、どの程度がんを小さくできたかを確認することもできます。

CTは人体を輪切りにしたように細かくX線撮影する検査方法です。肺や肝臓など、ほかの臓器へのがんの転移を調べることができます。

近年、3Dで撮影することができるマンモグラフィが登場しています。方向を変えて撮影したデータを集めて3次元に再構成することで、病変部をよりくわしく見ることができるのが特徴です。

Photo

MRI 画像で見る乳がん

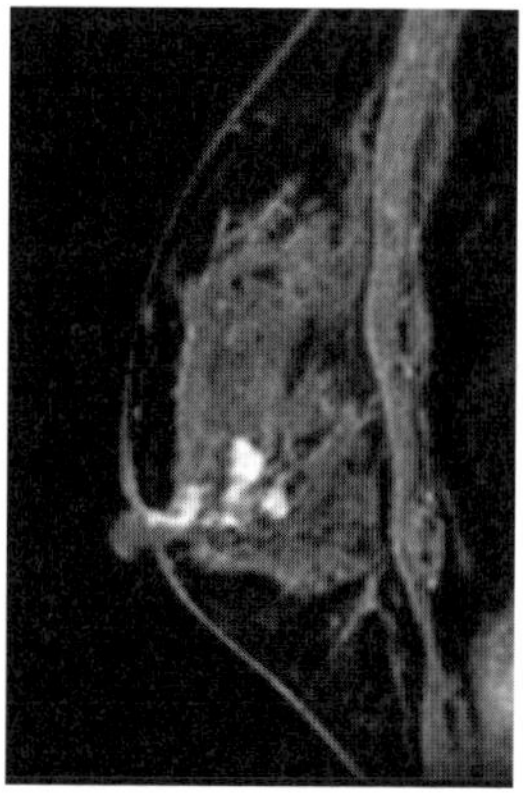

MRIでは、がん（白く映っている部分）がはっきりと確認できます。

知っとこ！ その他の検査

●3Dマンモグラフィ

マンモグラフィを3Dで撮影し、その断面像を見る検査です。トモシンセシスとも呼ばれています。

●骨シンチグラフィ

がんが骨に転移しているかどうかを調べる検査です。アイソトープという、がんに取り込まれる性質をもつ放射性物質を血管に注入してシンチカメラで撮影すると、がんが転移している部分が黒く写って確認できます。

●PET検査／ PET-CT検査

がんの転移がないか全身を調べる検査です。がんが増殖するときに多くのブドウ糖を取り込むため、ブドウ糖に似たFDGという物質を注入して、FDGが集まった場所をPETカメラで撮影すると、がんの転移している部位を見つけることができます。

●乳腺PET検査

PET検査で使用するFDGを注射して、マンモグラフィのように乳房を挟んで撮影する検査です。乳がんと診断されたときに精査として行うことの有用性は証明されていません。

●腫瘍マーカー

がんが発症すると、血液中に健康なときには存在しない物質があらわれたり、ふだんからある物質でもその量が異常に増えたりします。この物質を腫瘍マーカーといい、乳がんでは血液検査でCA15-3、CEA、NCC-ST-439、BCA225の４種類の腫瘍マーカーの数値を調べることで、乳がん細胞の存在を調べることができます。

ただし腫瘍マーカーは早期がんでは数値上昇がみられないことが多く、がんの診断には用いられず、転移したときにおもに用いられるものです。

病理診断で乳がんが確定したら、納得のいく治療方法を選択しましょう

乳がんは組織を調べる病理検査によって、その性質をくわしく調べることができます。また、このタイプの乳がんにはこの薬というように、がんの性格がわかると、どの薬物治療がより効果的なのかを判断し選択することができます。

病理検査でがんの性質を調べる検査のポイントはおもに以下の4項目です。

●ホルモン受容体（エストロゲン受容体／プロゲステロン受容体）の有無

●HER2《ハーツー》タンパクの発現の有無

●核異型度（がんの顔つきといわれるもので、がん細胞の形や核分裂の割合などをしめす）

●Ki－67の数値（細胞の増殖の能力をあらわす物質の値）

これらの性質の組み合わせによって、乳がんはいくつかのサブタイプに分かれますが、このタイプによって効果的な薬物療法が異なります。たとえばホルモン受容体が陽性のがんには内分泌治療が効果を発揮し、HER2陽性のがんにはHER2を標的にした分子標的治療が有効です。

自分の乳がんの性質を自分自身がよく知りましょう

自分で納得のいく治療を受けるためには、自分自身もある程度、乳がんの知識をもち、医師の説明を正確に理解できるようになることが大切です。

「ホルモン受容体はありますか」「HER2タンパクの発現はみられますか」「自分のがん細胞の顔つきはどのようなものですか」などの質問を主治医に向けて、納得のいく治療法を選択するために、医師から十分な説明を受けるようにしましょう。

知っとこ! がんのタイプ別・薬物療法の選択の一例

ルミナルAタイプ	ホルモン受容体陽性、HER2陰性、Ki-67低値	内分泌治療が効きやすいタイプ。抗がん剤の効果は低いと考えられている。
ルミナルBタイプ（HER2 陰性）	ホルモン受容体陽性、HER2陰性、Ki-67高値	内分泌治療と抗がん剤治療が有効。
ルミナルBタイプ（HER2 陽性）	ホルモン受容体陽性、HER2陽性	内分泌治療と分子標的治療に、抗がん剤治療を併用。
HER2エンリッチドタイプ	ホルモン受容体陰性、HER2陽性	分子標的治療に抗がん剤治療を併用。
トリプルネガティブタイプ	ホルモン受容体陰性、HER2陰性	内分泌治療も分子標的治療も効果がなく、抗がん剤治療しか有効でない。最近では新たな治療法が研究されている。

よくあるハテナ

Q 予後というのはどういう意味ですか？

A 治療後の見通しを「予後」といいます。「予後が良好」というのは、手術のあと、再発率や死亡率が低いことを意味します。また「予後が不良」というのは、再発率や死亡率が高いことを意味しています。

Q「たちの悪いがん」とはどんながんですか？

A 医師により、「たちが悪い」という言葉の意味合いが異なることがあります。たとえば、「がんの顔つきが悪い」とも表現されるのは「がんの悪性度」のことで、がん細胞が増殖する能力が強いのが「たちの悪いがん」という場合があります。がんの悪性度は1から3のグレードに分けられますが、それだけで予後が決まるわけではありません。最近ではさまざまな要素を検討しますので、主治医がどの要素を意味して「たちが悪い」と言っているのか、ご自身の病状に照らして確認しましょう。

column 2

いろいろある遺伝子の検査 大切なのは検査の信頼性

医学や科学の進歩により、遺伝子を検査して、病気の治療に役立てることができるようになりました。乳がんの治療でも、遺伝性のがんが疑われる場合や、治療法を考える判断材料にするために、遺伝子の検査が行われることがあります。

●遺伝子検査といっても調べる遺伝子が違う

病気の遺伝性を調べる検査も、治療法を検討するための検査（100ページ「オンコタイプDX」参照）も、同じように遺伝子を調べる検査ですが、この二つはまったく違う検査です。

遺伝子にはその人がもともと持って生まれた生殖細胞遺伝子と、後天的にできた体細胞遺伝子があります。生殖細胞遺伝子は親から子へと受け継がれるもの、体細胞遺伝子はその人固有のものです。

遺伝性を調べる検査では生殖細胞遺伝子を調べますが、治療法の判断材料を得る検査では体細胞遺伝子であるがん細胞の遺伝子を調べて、分析・解析をします。

●信頼性を考えて検査を受ける

また最近では、自分で唾液を採取して送り、インターネットで手軽に申し込むことができる個人向けの遺伝子検査も行われるようになりました。その人の体質などの傾向がわかるとされますが、こうした個人向けの検査は、病院などの医療機関で行われる遺伝子検査とはかけ離れたものです。

医療機関で行われる検査は、病気の予防や治療、QOLの向上のために、メリットのある情報が得られると有用性が認められたものです。すでに方法が確立されており、精度が管理されていて、どこで受けても、何度受けても、一定の結果が得られるようになっています。検査結果の意味づけも妥当で、倫理・社会的問題もクリアした信頼性の高い検査です。

一方、現在行われている個人向け遺伝子検査は、まだ正確性が確立されていないものです。集められたデータが増えていくと結果が大きく変わる可能性もあります。研究のために自分のデータが使われる可能性があるという側面も知っておく必要があります。

column 3

若年性乳がん

一般的に35歳未満で発症する乳がんを「若年性乳がん」と呼びます。若い時期に発症するがんであるため不安に陥る女性が増えていますが、日本乳がん学会データベースによると、若年性乳がんは乳がん全体の2・7％で、罹患率はそれほど高くありません。

●若年性乳がんの特徴

若年性乳がんの特徴としては、乳がんの家族歴があるケースが多く、発症リスクとなる遺伝子との関係も高いと考えられています（74ページ参照）。

ほかに非若年性乳がんにくらべて、ホルモン受容体陰性タイプ、HER2陽性タイプやトリプルネガティブタイプの割合が高いといった、がんのタイプにも特徴がみられます。

治療法は通常の乳がん治療と同じですが、結婚、妊娠、出産の時期と重なる患者さんにとっては、治療後に妊娠できるかどうかが気になるところです。配偶者がいる場合には、がんの薬物治療を始める前に体外受精を行い、受精卵を凍結保存しておく方法があります。配偶者がいない場合には、卵子や卵巣組織を凍結保存しておき、がん治療後、配偶者ができてから体外受精を行って母体に移植する方法がありますが、まだ研究段階です。

妊娠を望む場合には、治療を開始するまでの限られた時間の中で決断し、採卵を行うことになります。採卵にかけられる時間は最大で2〜3カ月です。家族や主治医と相談してできる限り自分の納得のいく治療法を選択できるよう準備しましょう。

●Pink Ring

若年性乳がん患者のためのサポートグループ。この年代の患者同士の交流の場やサポートシステムが少ないことから、聖路加国際病院ブレストセンターのスタッフが中心となって発足。患者同士が互いに学び合うことを目的としている。Pink Ring参加者が中心となり、若年性乳がん体験者コミュニティーである「Pink Ring Extend」もうまれた。

定期的なグループセッションや、患者同士の交流をメインとしたワークショップを行い、課外活動やガールズパーティなどのイベントも開催している。Pink Ringへの参加の有無や、通院している病院に関係なく参加が可能なので、興味がある人はウェブサイトを見るとよいでしょう。

乳がん発症リスクが6〜12倍とされる遺伝性乳がん卵巣がん症候群

母親や姉妹など、同じ家系のなかで乳がん、卵巣がんを複数名が発症している場合は、乳がんや卵巣がんになりやすい遺伝子を親から受け継いでいる可能性があります。このような遺伝が関与している乳がんを「遺伝性乳がん卵巣がん症候群」といいます。乳がんの原因となる遺伝子の代表的なものがＢＲＣＡ1遺伝子とＢＲＣＡ2遺伝子で、これらは同じく卵巣がんの発症にも関与しています。

遺伝というと、「乳がんはかならず遺伝する」と誤解し、不安に思うかもしれません。しかし乳がんの多くは遺伝とは関係なく発症しており、すべての乳がんのうち遺伝によるものとはっきりわかっているのは3〜5％だと考えられています。

若年発症や両側乳がんなど、遺伝性乳がんには特徴があります

自分の乳がんが遺伝性乳がんなのかどうかは、遺伝学的検査（78ページ参照）をしてみなければわかりません。しかし、遺伝性乳がんにはその疑いが強いと思われるいくつかの特徴があります。

いちばん大きな特徴は、若年発症です。乳がんは40代後半に罹患率がピークになります。遺伝性乳がんの場合は、さらに発症年齢が低くなります。ですから問診で乳がんの家族歴を聞かれたときは、その人たちが何歳のときに発症したのかをできるだけ正確に医師に伝えましょう。ほかに両側乳房に、転移ではなく独立して乳がんを発症しやすい、乳がんと卵巣がんの両方を発症しやすい、男性の乳がん発症もある、すい臓がんや前立腺がんを発症することがある、などが遺伝性乳がんのおもな特徴です。一般に男性乳がんは非常にまれですが、家系に診断された人がいる場合は可能性を考えましょう。

知っとこ！ 遺伝性乳がんの可能性をチェック

□本人または血縁者が40歳未満で乳がんを発症した
□血縁者に卵巣がん（卵管がん・腹膜がん含む）になった人がいる
□血縁者に男性乳がんになった人がいる
□本人または血縁者が２個の原発性乳がん、もしくは乳がんのあと卵巣がんを発症した
□血縁者にトリプルネガティブの乳がんといわれた人がいる
□血縁者にBRCAという遺伝性乳がんの遺伝子変異が確認された人がいる

ひとつでも該当する人は、主治医に相談し、遺伝カウンセリングを受けることを検討してみましょう。

Data 遺伝性乳がん卵巣がん症候群

BRCA遺伝子に変異がある場合のリスク

遺伝性乳がんに関与しているBRCAという遺伝子に変異がある場合、乳がんや卵巣がんを発症するリスクが高くなることがわかっています。（77ページ参照）

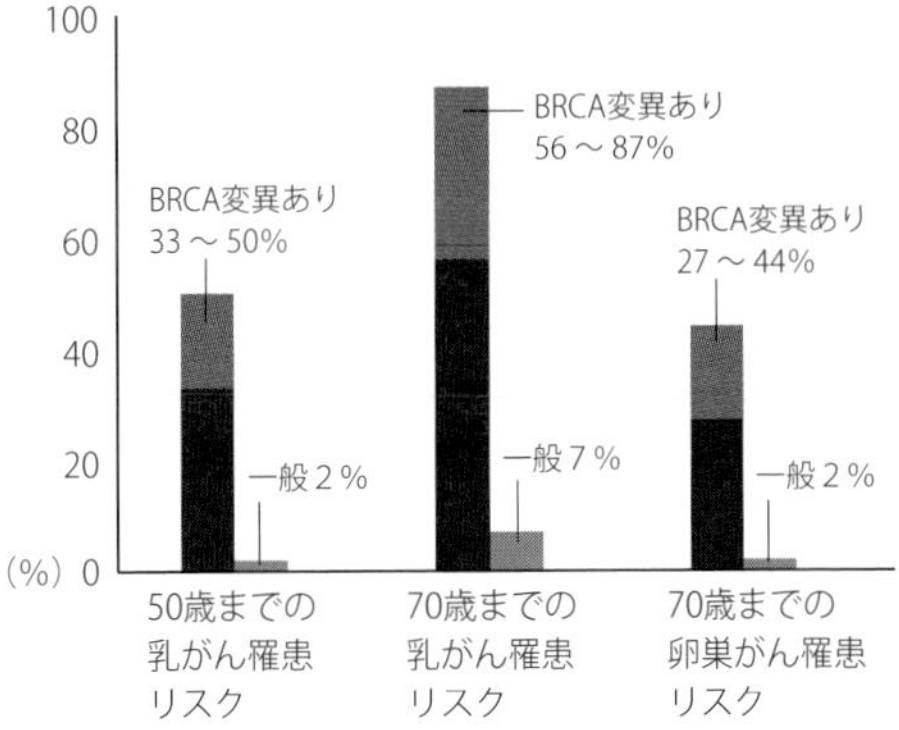

NEJM 357;2:154-162,2007

ちょこっとレクチャー 遺伝子変異が子どもに受け継がれる確率は50％

ヒトの遺伝子は2本1対、23対の染色体の中にあり、子どもは父親と母親の両方から半分の染色体をもらって誕生します。仮に母親のBRCA1／2遺伝子に病的変異があったとしても、それが子どもに遺伝する確率は50％です（BRCA1／2遺伝子は性染色体の中ではなく、常染色体の中にあるので、受け継ぐ確率は男女とも同じです）。

子どもが変異のある遺伝子を受け継いだとしても、かならず乳がんや卵巣がんを発症するわけではなく、あくまでも発症の可能性が高くなるということです。

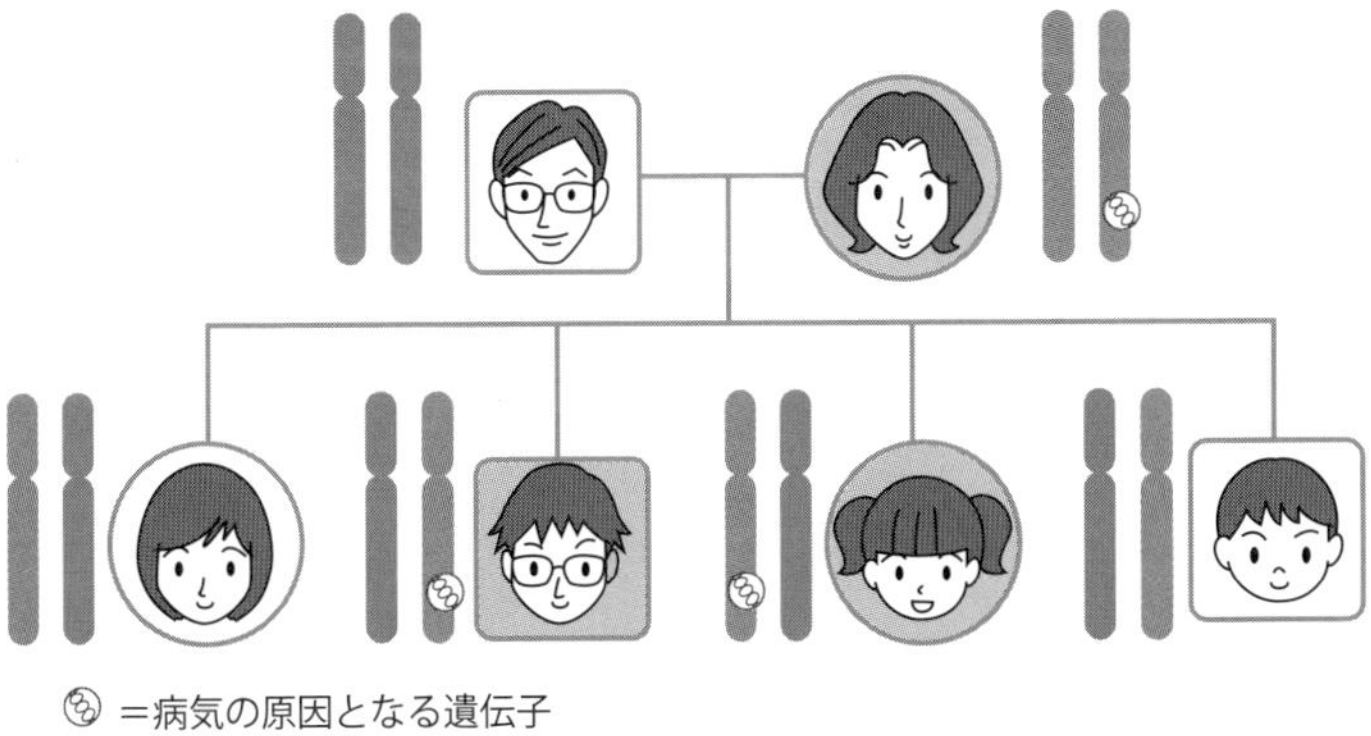

＝病気の原因となる遺伝子

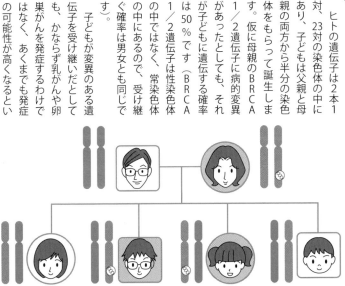

遺伝性乳がんに関与している BRCA1遺伝子とBRCA2遺伝子

乳がんの原因となるBRCA1遺伝子とBRCA2遺伝子は、だれもが持っている遺伝子で、本来は細胞の中にある遺伝子に傷ができたときに、正常に修復し、がんを抑制する働きがあります。しかしBRCA1／2遺伝子に生まれつき病的な変異があり、さらに本来の機能が失われると、乳がんや卵巣がんを発症しやすくなることがわかっています。

遺伝性乳がんはBRCA1とBRCA2のどちらの遺伝子の変異が関与しているかによって、その特徴にいくつかの違いがあります。BRCA1の遺伝子に病的な変異があると、若い年齢で乳がんを発症する可能性が高くなります。さらに40歳以降に卵巣がんを発症する可能性も高くなります。またトリプルネガティブタイプの発症が多いのもBRCA1遺伝子の変異に関係があります。

もう一方のBRCA2遺伝子に変異がある人も遺伝性乳がんを若年で発症しますが、タイプは一般の乳がんとあまり変わらず、ホルモン受容体陽性のタイプが60％以上を占めています。卵巣がんへの関与もありますが、これはBRCA1ほど多くはありません。しかし男性乳がんに関しては、ほとんどがBRCA2遺伝子の変異が関係しています。

BRCA1／2遺伝子以外にもある乳がんに関与する遺伝子

遺伝性乳がんに関与している遺伝子は大部分がBRCA1／2遺伝子ですが、そのほかTP53遺伝子、PTEN遺伝子など、現在わかっているだけで40種類以上あります。BRCA1／2遺伝子の変異によるものが25％以上で、それ以外の遺伝子の変異については頻度が非常に低く、がんを発症する確率も高くありません。

Data BRCA1遺伝子とBRCA2遺伝子に病的バリアント（病的な変異）がある場合の乳がんと卵巣がんの累積罹患率

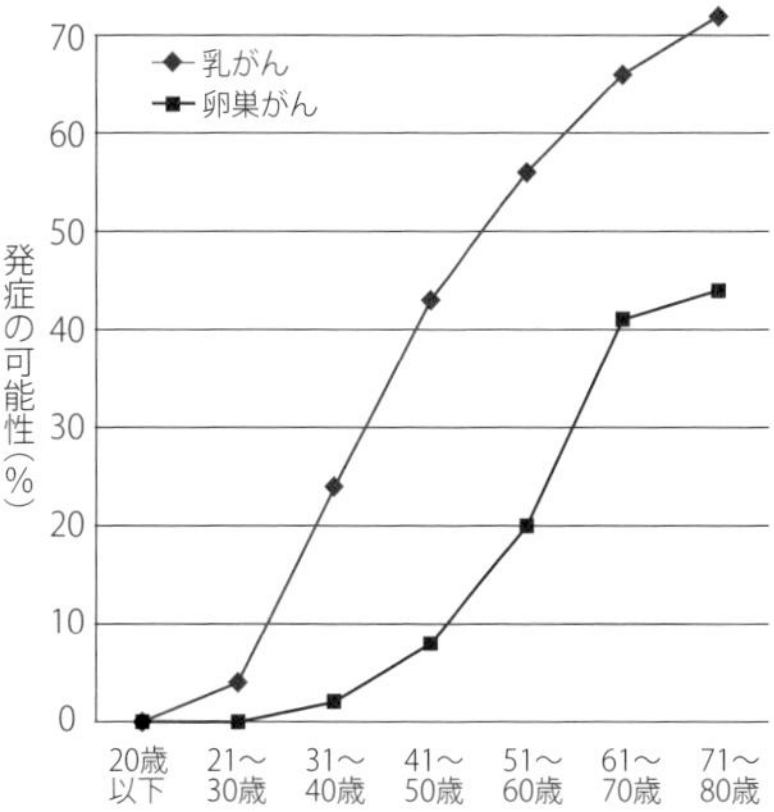

・BRCA1遺伝子に病的バリアントを有する場合
70歳までにがんにかかる可能性
乳がん→70%以上／卵巣がん→40%以上

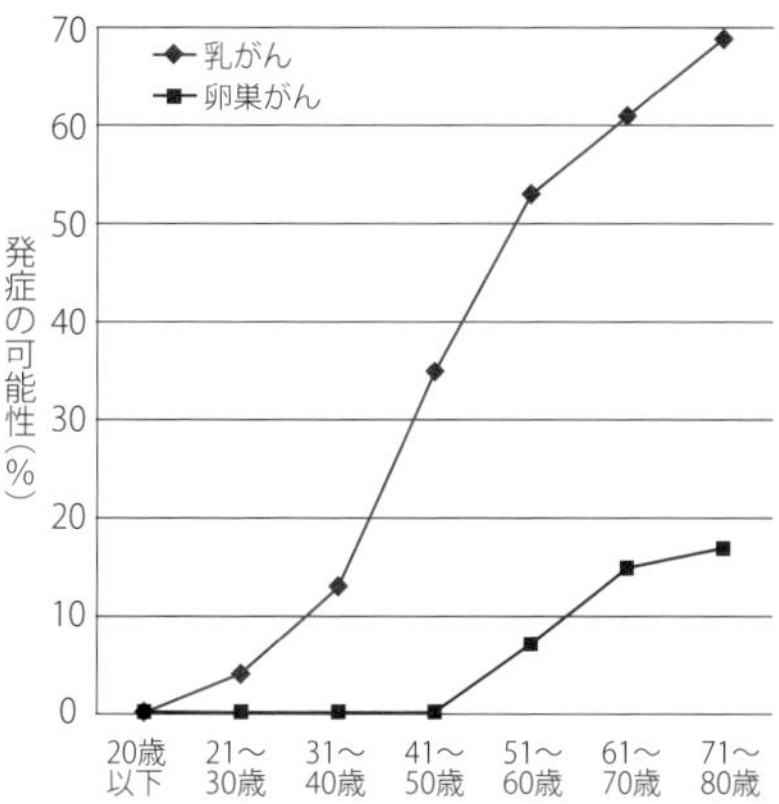

・BRCA2遺伝子に病的バリアントを有する場合
70歳までにがんにかかる可能性
乳がん→約70%／卵巣がん→約20%

以下を参考に作成：Kuchenbaecker KB et al. Risks of breast, ovarian, and contralateral breast cancer for BRCA1 and BRCA2 mutation carriers. JAMA 2017; 317: 2402-2416
（参考：特定非営利活動法人日本HBOCコンソーシアム広報委員会「遺伝性乳がん卵巣がん症候群をご理解いただくために」より）

知っとこ! BRCA1／2遺伝子に変異がある場合の医学的管理

乳房に対する検診・予防

〈18歳〜〉 ● 毎月1回の自己検診
〈25〜29歳〉 ● 6〜12カ月に1回は医療機関で乳房検診
● 1年に1回MRI検査（できなければマンモグラフィ）を行う
〈30〜75歳〉 ● 6〜12カ月に1回は医療機関で乳房検診を受ける
● 1年に1回MRI検査とマンモグラフィを行う
〈75歳以上〉 ● 個別に管理を考慮

ちょこっとレクチャー 卵巣に対する検診・予防

卵巣がんのリスクを下げるために、がんを発症する前に両方の卵巣と卵管を切除することをリスク低減手術といいます。遺伝性乳がん卵巣がん症候群と診断された場合、出産を終えた後、35〜40歳でリスク低減手術を受けることが推奨されています（BRCA2遺伝子に変異がある場合は、卵巣がんの発症年齢が遅くなる傾向があるので、40〜45歳まで延期してもよい）。

リスク低減手術を選択しない場合は、30〜35歳から、経腟超音波検査や腫瘍マーカーの測定を半年に1回行うという選択肢もあります。ただし、これは積極的に推奨されるほどの精度は示されていません。

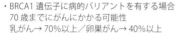

自分の乳がんが遺伝によるものかを調べる遺伝学的検査が保険適用で受けられることも

自分や家族の乳がんが、遺伝性のものではないかと不安を感じる場合は、遺伝カウンセリングを受けることをおすすめします。

カウンセリングでは臨床遺伝専門医や認定遺伝カウンセラーなどが、遺伝性乳がんについて正しく理解ができるように説明します。遺伝学的検査に関することも話しますが、遺伝学的検査を受けることを前提にしているわけではありません。カウンセリングは、患者や家族が今後どのように過ごしていくかを、自身で選択できるようにサポートするためのものです。

遺伝カウンセリングを希望する場合は、遺伝外来のある病院を探すことになります。自分がかかっている病院に遺伝に関係する診療科がないときは、主治医に紹介してもらう、インターネットで検索するなどの方法で探しましょう。

遺伝学的検査が保険適用で受けられるケースを知っておく

発生したがん細胞を調べても、それが遺伝性のがんかどうかはわかりません。がんが遺伝性のものかどうかは、発症に関与しているＢＲＣＡ１／ＢＲＣＡ２遺伝子を分析・解析して病的な変異があるかどうかを調べます。検査は一般的な採血により、日帰りで行うことができます。２０２０年より、乳がんを発症している人で、79ページの条件にひとつでもあてはまる人は、保険適用によって遺伝カウンセリングとＢＲＣＡ１／ＢＲＣＡ２遺伝学的検査を受けられるようになりました。

検査により遺伝子変異が判明すると、乳がんになっていない健側乳房のリスク低減手術と乳房再建、卵巣がんのリスク低減手術も保険診療となります。

知っとこ! BRCA 1／2遺伝学的検査が保険適用となるケース

BRCA 1／2遺伝学的検査が保険適用となるのは、乳がんあるいは卵巣がんを発症していて、遺伝性乳がん卵巣がん症候群の可能性が考えられる場合です。以下のいずれかにあてはまる場合は、保険適用になります。

- 45歳以下で乳がんと診断された
- 60歳以下でトリプルネガティブの乳がんと診断された
- 両側の乳がんと診断された
- 片方の乳房に複数回乳がん（原発性）を診断された
- 腫瘍組織によるがん遺伝子パネル検査の結果、BRCA 1、２遺伝の病的変異を生まれつき持っている可能性がある場合
- 本人が乳がんと診断され、*血縁者に乳がんまたは卵巣がん発症者がいる
- 本人が乳がん、卵巣がん、腹膜がんのいずれかを診断されていて、かつ血縁者がすでにBRCA 1、２遺伝子に病的変異を持っていることがわかっている場合

＊血縁者の範囲：父母、兄弟姉妹、異母・異父の兄弟姉妹、子ども、おい・めい、父方あるいは母方のおじ・おば・祖父・祖母、大おじ・大おば、いとこ、孫など

上記にあてはまらなくても、医師の判断によって遺伝性乳がん卵巣がん症候群の可能性が考えられることがあります。しかしその場合のBRCA 1／２遺伝学的検査は保険適用にはならず、自費診療となります。また、血縁者がすでにBRCA 1／２遺伝子に病的変異を持っていても、自分が乳がんや卵巣がん、腹膜がんのいずれも診断されたことがない場合も、保険適用にはなりません。

（参考：特定非営利活動法人日本 HBOC コンソーシアム広報委員会「遺伝性乳がん卵巣がん症候群をご理解いただくために」より）

Data

遺伝カウンセリング費用　1時間3000 ～１万円
遺伝子検査の費用　20万～ 30万円
予防的切除手術　50万～ 150万円

※上記の費用は保険適用外の場合の目安です。

ちょこっとレクチャー 遺伝学的検査を受ける前に

乳がんや卵巣がんを発症している人が受ける「発端者向け検査」と、その結果が陽性だった場合に血縁者が受ける「血縁者向け検査」があります。

発端者向け検査の結果は、病的な変異が見つかった場合の「陽性」、病的な変異が見つからなかった場合の「陰性」、変異はあったけれどその変異が病的なものかどうかはっきりしない「未確定」の３つに分類されます。

遺伝学的検査を受けることで、病気を早期に発見したり、予防のための対策をたてたりすることができます。しかし遺伝性のがんとわかったことが精神的に大きな負担となることもあります。加えて遺伝学的検査の結果は、家族や親族にまで影響をおよぼします。自分が陽性だった場合、親やきょうだいだけでなく、おじ、おば、いとこなども遺伝子変異を共有している可能性があるからです。

検査を受ける場合は、陽性、陰性、未確定の結果それぞれに考えられるリスクを含め、遺伝カウンセラーや医師に相談し、できれば家族ともよく話し合って検査を受けるか否かを決めるようにしましょう。

column 4

乳がんと妊娠・出産

乳がんは、これから妊娠・出産を考える世代の女性もかかることが多い病気です。この世代が気になることといえば、「乳がん治療をしても妊娠・出産はできるのか」という点です。

妊娠する力を「妊孕性《にんようせい》」といいます。乳がんの治療は妊孕性に影響することがあるので、治療後に不妊になる人も少なくありません。乳がんの治療と妊孕性について、治療方法を選択する段階から、正しい知識を得ておきましょう。

●乳がんの治療後の妊娠は可能
再発リスクも変わりません

乳がんの治療が終了すれば、出産することも授乳することも可能です。よく妊娠すると再発のリスクが高くなるのではと不安に思う人がいますが、妊娠、出産、授乳によって再発しやすくなることはありません。

また、抗がん剤やホルモン剤による治療後に妊娠すると、胎児への影響があるのではないかと心配する人がいますが、治療を終えて、ある一定の期間をおいての妊娠なら問題ありません。もちろん、治療中は確実な避妊が必要です。

●妊孕性をそこなう
抗がん剤の副作用に注意

将来出産を望む場合に、注意したい点は抗がん剤の副作用による早期閉経です。抗がん剤治療を行うと、卵巣機能が低下し、月経が止まり無月経になることがよくあります。しかし、これは一時的なもので、抗がん剤治療が終わると月経が再開することがほとんどです。

ただしすべての人に月経が再開するわけではなく、そのまま閉経するケースもあります。とくに40歳以上の人は早期閉経する確率が80％以上になるといわれています。

抗がん剤のシクロホスファミドが卵巣障害を引き起こす可能性がいちばん高いと考えられていますが、この薬剤はＣＭＦ療法やＡＣ療法など、多剤併用療法の多くに含まれています。

妊孕性保持のため、治療前に受精卵や卵子を凍結保存する方法もあります。乳がん治療後に妊娠を考えている人は、治療を始める前に、主治医とよく話をしておくことが大切です。

治療後の妊娠は術後2年以降が理想

薬物治療中は胎児への影響を考えて妊娠は避けます。治療後に月経が再開すれば、妊娠は可能になります。ただし抗がん剤によっては体内に数カ月間残ることもあるので、抗がん剤治療終了後、数回月経を迎えてから妊娠するほうがよいとされています。

乳がんは術後2〜3年は再発のリスクが高く、この時期が妊娠や育児と重なると、治療に専念することができなくなります。年齢や個人のライフスタイルにもよりますが、理想として術後2年は妊娠を控えたほうがよいと考えられています。

妊娠中に乳がんになっても出産は可能です

妊娠中に乳がんになっても、妊娠を継続し、出産することも可能になってきています。妊娠が乳がんの進行を早くしたり、再発のリスクを高めることもありません。

ただし妊娠中は胎児への影響を考え、検査や治療に以下のような制限があります。

検査　超音波検査や細胞診、針生検は実施できますが、放射線をあびるCTなどの検査は胎児に影響があるため原則として行いません。ただし妊娠中期以降にどうしても必要なときのみ実施することがあります。

マンモグラフィは放射線を使う検査ですが、腹部を鉛板でおおって胎児に放射線があたらないようにすれば実施することができます。

手術療法　手術の際の麻酔薬が妊娠前期の胎児に影響を与えるため、妊娠前期では全身麻酔での手術は行いません。妊娠中期以降は手術を行うことができます。

薬物療法　抗がん剤治療は妊娠初期には胎児に奇形や異常が起きることがあるので行いません。中期以降は薬剤の種類によって使えるものがあります。

ただし、メトトレキサートは胎児への影響があるため妊娠中期以降も使用しません。タキサン系の薬剤や分子標的治療薬のトラスツズマブ（商品名・ハーセプチン）も安全性が確認されていないため使用しません。

ホルモン剤を使う内分泌治療も妊娠中は行うことができません。

放射線療法　妊娠中は放射線治療を行うことができません。

column 5

高齢者の乳がん治療

高齢者の乳がんといっても、基本的に治療方法が大きく変わることはありません。乳がんの治療は、年齢というよりも、むしろその人個人の身体の状態や治療に対する考え方、生活状態によって変わってきます。

●全身状態をみて手術をするかを決定

乳がんの手術は高齢でも比較的安全に受けることができる手術です。高齢者の場合、平均余命を考えて手術を控えるという考え方もあります。しかし、心臓の状態が良好で、手術に耐えられる体力があるならば、手術療法はもちろん有効な治療方法です。「○歳だから」ということは、手術をするかしないかの選択に関係はありません。

●副作用によるQOLと再発リスクを考えた薬物療法

薬物療法では、アントラサイクリン系の抗がん剤は、心臓への影響が出やすいということがあり、心臓疾患をもっている高齢者には使いにくいという面もあります。

そのため高齢者の場合は、生存率を考えるよりも、できるだけ副作用の少ない抗がん剤を使って、生活の質（QOL）の向上を優先させるという考え方もあります。

放射線療法については、70歳以上で内分泌治療が有効なタイプは、放射線療法を行わないことがあります。それは、放射線療法を行うと確かに再発のリスクは低くなりますが、放射線が心臓にあたることで誘発される心筋梗塞や肺炎などの副作用のリスクが高くなるからです。

どの治療法を選択するかは、本人や家族の考え方が重要です。どの年齢でも同じですが、主治医の説明を十分に受け、納得のいく治療法を選ぶようにしましょう。

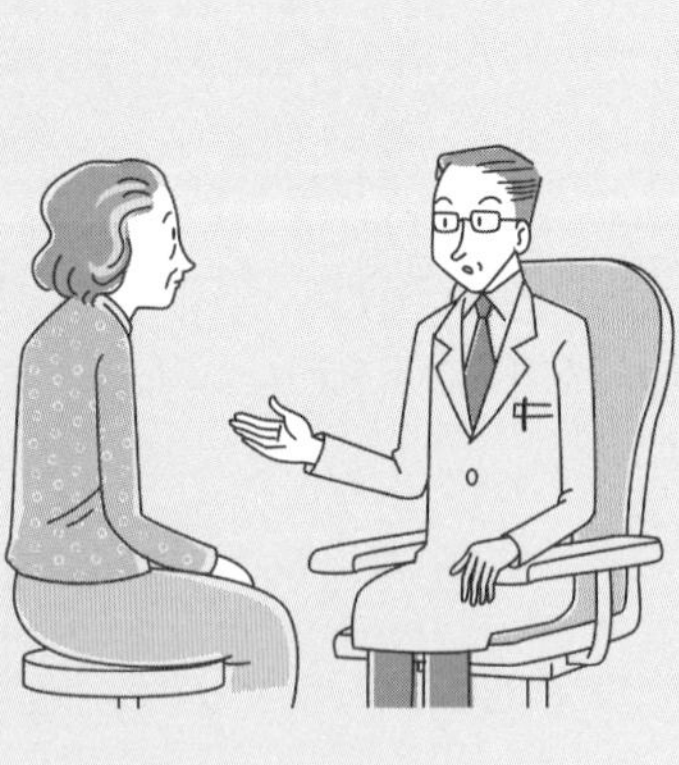

Part 3

私に合った治療法は？

乳房に発生したがんを切除し、全身への再発を予防するのが乳がんの治療です。その方法には多くのものがあり、進歩を続けています。主治医や周囲の意見を聞きながら、あせらずに納得のいく治療法を探しましょう。

医師にまかせきりにしないで自分で治療法の選択をしましょう

かつての医療現場では、診断後、医師が患者に対して一方的に治療法を伝え、患者は何も言わずにそれにしたがうという図式がありました。患者は自分の病気について、あまり勉強をすることもなく、医師にまかせっきりにすることも多かったのです。

しかし、最近では治療の選択肢が多岐にわたり、とくに乳がんでは選択できる幅が広くなってきました。そうした今の医療現場では、医師と患者が必要な情報を共有し、双方がよくコミュニケーションをとりながら、治療法などを決めていくことが望ましいとされています。

たんに医師の説明を聞いて納得するだけでなく、患者からも積極的に自分の情報を伝えることが欠かせません。自分に合った自分らしい治療法は、医師まかせでは生まれないのです。

ライフスタイルや希望をしっかり伝えて

今や、がんは不治の病ではありません。病気とうまくつきあいながら、どのように生活していきたいのかを考え、そのための治療法を選んでいくことは大切です。治療法は一つだけではありません。家族構成や、仕事、趣味などを情報として伝え、ライフスタイルを医師に知ってもらいましょう。仕事をしている場合には、職種や職場の人間関係なども大切な情報になるでしょう。

わからないことは質問することで、不安が軽減し、治療を前向きに受けることができます。「手術後も子どもとお風呂に入りたい」「できるだけ早く仕事に復帰したい」など希望を伝え、自分に必要と感じたことには具体的に行動を起こしていきましょう。

さまざまなライフスタイルと希望

Aさん、37歳

家族…夫、子ども（3歳）
会社員

- 自分の両親が近くに住んでいて、子どもを預けることができる。
- できれば、もう一人子どもがほしい。
- 子どもに病気のことをどう伝えるべきか悩んでいる。
- 仕事は続けたい。

Bさん、54歳

家族…夫、子ども（27歳、25歳）、夫の母
パートタイマー

- 上の子どもの結婚式の予定があり、それには出席したい。
- 家に戻ると姑に気をつかわれるし、こちらも気をつかうので、手術後はしっかり回復するまで長めに入院していたい。
- 旅行が趣味。温泉にも入りたい。

Cさん、46歳

家族…一人ぐらし
会社員

- 頼れる人が近くにいないので、これからどうなるのか不安でならない。
- 職場にはあまり病気について知られたくない。
- できればすぐに職場に復帰したい。

Dさん、43歳

家族…夫、子ども（16歳、12歳）
専業主婦

- これから子どもにもお金がかかるので、治療費を少しでもおさえたい。
- 家が心配なので、入院はできるだけ短くすませたい。
- 子どもにも病気のことはわかるように伝えたいと思っている。

Eさん、31歳

家族…両親、弟
会社員

- 叔母が乳がん経験者。相談できて心強い半面、遺伝が心配。子どもを産めるだろうか。
- 再発をしないように、できる限りの治療をしたい。
- 仕事は家に持ち帰るなどして、可能な限り休まずに続けたい。上司も相談にのってくれる。
- フラダンスが趣味なので、ずっと続けたい。

Fさん、59歳

家族…夫
パートタイマー

- 介護の仕事に戻りたいが、体力的に難しくなるだろうか。職場にどう伝えればいいか悩んでいる。
- 夫も胃がんの手術をしたばかりで、嫁に行った娘がときどき来てくれるというが、あまり迷惑はかけられないので早く退院したい。

手術、放射線、薬物の3つの治療法を組み合わせ、乳房、そして全身に対して治療を行います

乳がんの治療は、大きく局所治療と全身治療に分けて考えられます。局所治療は乳房にできたがんを取り除く治療で、治療法には、手術療法、放射線療法があります。全身治療は、リンパや血液の流れにのって乳房から外に運ばれたがん細胞による転移を抑える治療で、薬物療法が行われます。

基本になるのは、乳房のがんを切除する手術療法で、ほかの治療法を手術に組み合わせていきます。どんな手術法にするのか、どのようなタイミングで、どのような治療法を行っていくかは、検査からわかる進行度やサブタイプなど、その人のがんのもつ特性から判断されます。また前ページでもふれたように、その人自身のライフスタイルや、考え、希望も重要な判断材料です。医療の進歩で治療の選択肢も増え、さまざまな組み合わせが考えられます。

あせらずによく話し合い納得した治療法を選んで

乳がんと診断されればだれでも動揺します。そのなかで、すぐに治療法を選択するのは難しいことです。自分の乳房をできるだけ残したい人、早い職場復帰を望む人、何を希望するかは一人ずつ違います。まず、自分のがんの状態を知り、治療の選択肢とそれぞれのメリットとデメリットを主治医に確認して、理解しましょう。かかる時間や費用も大切なポイントです。

優先したいものを考え、主治医に希望を伝えて十分に話し合い、あせらず納得した治療を選択していきましょう。納得がいかなければ、セカンドオピニオンを聞くのもよい方法です（16ページ参照）。

知っとこ！

大きな治療の流れ

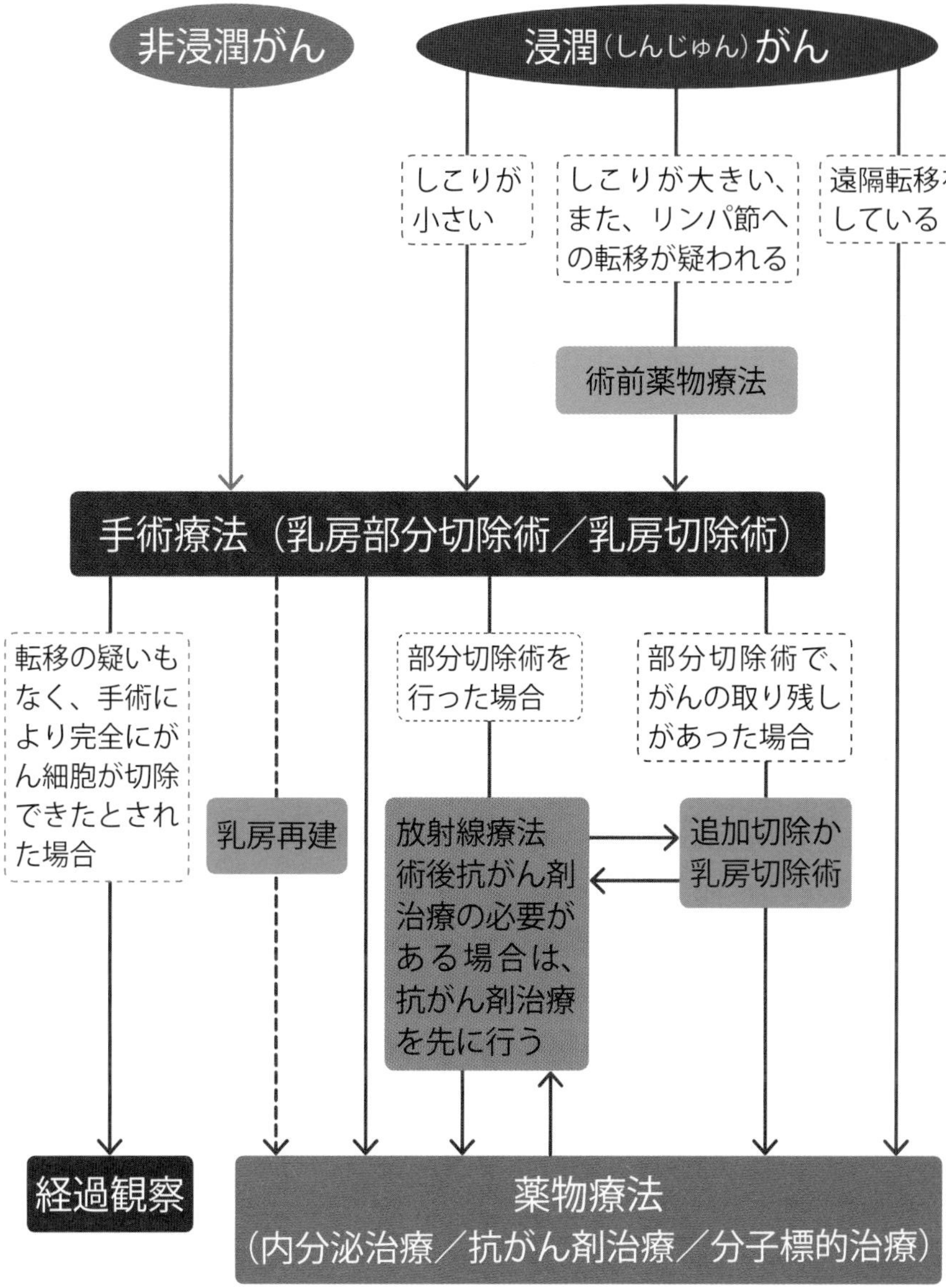

がんのサブタイプ、再発リスクなどによって、使う薬が選択される。

切除部分を小さくするために術前薬物療法という選択肢もあります

しこりが大きい場合、しこりを小さくして切除することなどを目的として、手術の前に薬物療法を行うことがあります。しこりが小さくなれば、乳房部分切除術（90ページ参照）ができないとされていたがんでも、乳房を温存した手術が行えるようになったり、進行乳がんで手術自体難しいと思われていたがんの手術が行えるようになったりします。

また、リンパ節に転移が疑われたり、再発リスクの高いタイプだったりした場合には、術前薬物療法をすることで再発や転移の予防ができ、その効果は、術後に薬物療法をした場合と変わらないと考えられています。

一般に抗がん剤の組み合わせで治療が行われる

術前に行われる薬物療法は、一般に抗がん剤や必要に応じて分子標的治療薬を使います。使われる薬は、術後の治療と基本的に同じで、使い方も同様。何種類かの抗がん剤を組み合わせて使い、外来で3～6カ月ほど治療を行います。

しこりの大きさや状態は、定期的に超音波検査を行って確認します。術前の薬物療法では70～90％のしこりが小さくなり、しこりを切除してからの術後の治療とくらべ、しこりが小さくなることを見て確認でき、薬の効果が実感できます。

ＨＥＲ２《ハーツー》が陽性の人に対しては、分子標的治療薬を併用した術前治療が行われ、高い効果をあげています。ＨＥＲ２が陽性でホルモン受容体が陰性のタイプでは、70％近くでがんが完全に消えたという調査の結果もあります。

薬の効果を知ることができるのは、手術後の治療を考えていくうえでもとても有効です。効果が低ければ追加の治療を検討することができます。抗がん剤が効かないタイプの乳がんがあることもわかってきています。術前治療をしても効果がみられなければ、途中で薬を変えたり、手術を早めることを検討します。術前薬物療法を選択するときは、乳房の温存だけにとらわれずに、自分の乳がんには効果があるか、主治医とよく相談して選択しましょう。

ちょこっとレクチャー

術前薬物療法のメリットとデメリット

メリット

- しこりが小さくなることで、乳房の温存が可能になったり、美容性の高い手術ができるようになる
- 手術が難しいケースも手術が可能になる
- 微小転移しているがん細胞に作用することで、再発や転移のリスクを下げる
- 自分の乳がんに効果のある薬物を知ることができる
- 治療の効果が実感できれば、はげみになる
- 治療の効果が低い場合は追加治療を検討できる

デメリット

- 効果がない場合は、しこりが大きくなる場合もある

よくあるハテナ

Ⓠ術前薬物療法で、しこりが消えても手術するの？

Ⓐ最近ではＭＲＩなどの画像診断が発達してきて、とても小さなしこりまで発見できるようになりました。それでも画像の検査には限界があり、確認できないだけで微小ながんが残っている可能性はあります。そのため、術前薬物療法を行い、ＭＲＩなどの画像ではしこりが完全に消えたようにみえても、手術は行うのが基本です。画像ではみえなくても、切除した部分を顕微鏡で見るとがん細胞が残っている場合があります。どこを切除するかの決定は、治療前のしこりの状態や治療中の変化を考慮し、超音波検査や針生検などを行って、がんがみえなくなった分慎重に行われます。

乳がんのツボ！

研究が進む術前内分泌治療

乳がんでもホルモン感受性の強いタイプは、抗がん剤の治療が効果的かどうかはっきりしないこともあり、術前に内分泌治療を行うことがあります。術後の治療期間が長くなる内分泌治療では、術前に薬の効果を確認できるのは大きなメリットです。ただし、術前でのホルモン剤の使用はまだ臨床試験が多く行われている段階で、現在は閉経後の乳がんにおもに行われているなど、研究以外の適応は限られています。研究結果によって、これから広く行われるようになることが期待されています。

乳房部分切除術は、術後放射線療法とセットで行う治療です

自分の乳房を残すことができる乳がん手術が、乳房部分切除術です。ステージ0、Ⅰ、Ⅱ期ではいちばんの選択肢にあげられます。乳房温存術ともいわれ、がんとそのまわりの組織を取り除き、乳房を温存します。

以前は、乳房を温存することで予後が悪くなるのではないかと考えられていましたが、多くの試験の結果、大きく全体を切除しても、その部分だけ切除しても、その後の生存率には変わりがないことがわかりました。

ただし、同じ乳房に再びがんが発生する局所再発率は、全体を取った場合にくらべ少し高くなります。そこで、乳房部分切除術はそのあとに放射線療法を行うのが基本で、乳房部分切除術と放射線療法をセットで行う治療法を「乳房温存療法」といいます。

しこりの大きさだけでなく乳房の大きさも問題に

乳房部分切除術を行えるのは、一般的にしこりが3㎝以下の場合とされています。それは、手術後の乳房が極端に小さくなったり、ゆがんだりすることなく、美容的に満足できるようにするためです。乳房が大きければ、しこりが3㎝以上でも部分切除が可能なこともあり、乳房が小さいと、小さいしこりでも部分切除が適さないことがあります。乳房としこりの大きさ、位置のバランスで適応が決まるわけです。石灰化が広がっていたり、小さいしこりが離れた場所に複数ある場合などは適応しません。

また、妊娠中であるなど、なんらかの理由で手術後の放射線療法が受けられない人も乳房温存療法はできません。

まとめNOTE

乳房部分切除術が適応になるケース

- しこりの大きさが 3 cm以下（それ以上の大きさでも乳房の大きさや、術前薬物療法により適応になることがある）
- しこりが多発していない
- 手術後、放射線療法が受けられる（109ページ参照）
- 本人が希望している

ちょこっとレクチャー

乳房部分切除術のメリットとデメリット

メリット
- 自分の乳房が残せる

デメリット
- 術後に放射線療法を行う
- 追加切除を行う場合もある
- 局所再発のリスクがある

知っとこ！

手術の比較

	乳房部分切除術＋放射線療法（乳房温存療法）	乳房切除術	乳房切除術＋乳房再建
生存率	変わりなし		
乳房内再発率	やや高い	ほとんどなし	ほとんどなし
整容性	保たれる	劣る	保たれる
抗がん剤治療などの薬物療法の必要性	変わりなし		

Data

手術の費用（3 割負担の場合）

乳房部分切除術およびセンチネルリンパ節生検

入院 1 週間で約 20 万円

※公的保険が適用されない入院の差額ベッド代は除きます。

乳がんのツボ！

内視鏡手術も行われている

内視鏡手術は、小さな穴を数カ所にあけて、そこから手術に必要なメスやレンズのついた管を入れ、モニターを見ながら行う手術で、傷あとも目立たず、体に負担がかからないのが特徴です。乳がんの手術でも行われるようになっていて、保険も適用されます。

ただ、手術時間は内視鏡手術のほうが長くかかり、乳房に対して内視鏡を使うことの大きなメリットは今のところはっきりとはあげられません。行うことができる施設も限られていて、再発リスクなどについてのデータもまだ不足しています。内視鏡手術は高い技術が必要な手術なので、その施設の手術件数なども確認し、手術の内容を納得して選択することが必要です。

がんを取り残さないよう、乳房を変形させないよう、乳房部分切除術は行われます

乳房部分切除術では、がんの取り残しをしないようにするために、手術前に超音波やＭＲＩなどの画像診断を行って、がんの広がりを正確に確認します。皮膚の上にマジックでしるしをつけることもあり、その作業はマッピングと呼ばれています。

切除は、しこりとそのまわりの組織を円形に切除する乳房円状部分切除術、または扇形に切除する乳房扇状部分切除術によって行われます。どちらも全身麻酔で行われる1～2時間の手術です。切除した組織は病理検査でくわしく調べられ、手術後の治療の大切な情報になります。手術中にセンチネルリンパ節生検（98ページ参照）を行うこともあります。

切除部分の切り口は「断端」といい、この部分を検査してがん細胞が残っていることを「断端陽性」といいます。手術中の迅速診断で断端陽性がわかれば切除部分を少し広げます。また、手術後のくわしい病理検査でがんが残っていると考えられれば、追加切除や、乳房切除術も検討されます。

切開する位置を知り、自分の希望も伝えて

乳房部分切除術では、がん細胞を取り残しなく切除するほかに、乳房の傷や形の変化を少なくすることも重要と考えられます。切開する場所も、わきの下に近い部分や乳房の下など、傷が目立たないところが選ばれます。乳輪の色の変わり目にそって切開し、傷を目立たなくする方法もあります。

ただ、しこりの場所や大きさによっては、形を整えるのが難しい場合もあります。どこを切開して、どのようにふくらみを補整するのか、手術前に確認するといいでしょう。手術後の乳房を想像し、傷の場所など、自分の希望を伝えることも大切です。

Zoom-eye

乳房円状部分切除術

しこりを中心に、円状に切除する。

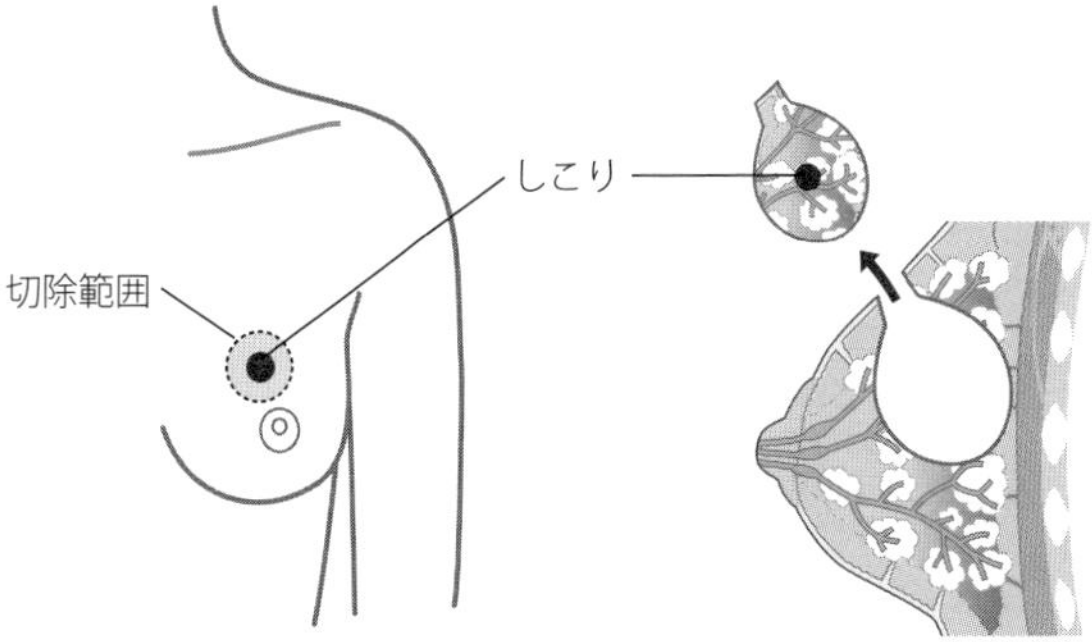

しこり周囲の組織を1～2cm程度つけてまるくくりぬきます。切除の範囲が少ないので、乳房の変形も少なくてすみますが、がんの取り残しのリスクがやや高くなります。

乳房扇状部分切除術

しこりを中心に、扇状に切除する。

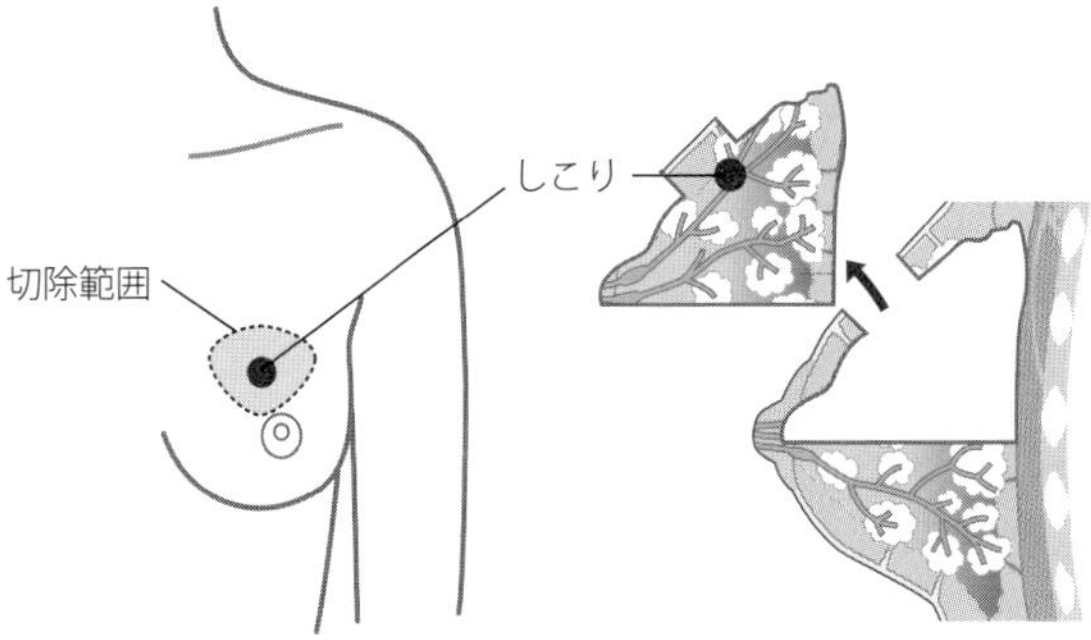

乳腺は乳房の中を放射状に広がっているので、扇状に切除するとがんの取り残しは少なくなると考えられます。ただ、切除範囲が広くなるので、乳房のふくらみを作るのが難しくなります。

Photo 乳輪にそって切開した場合の手術後

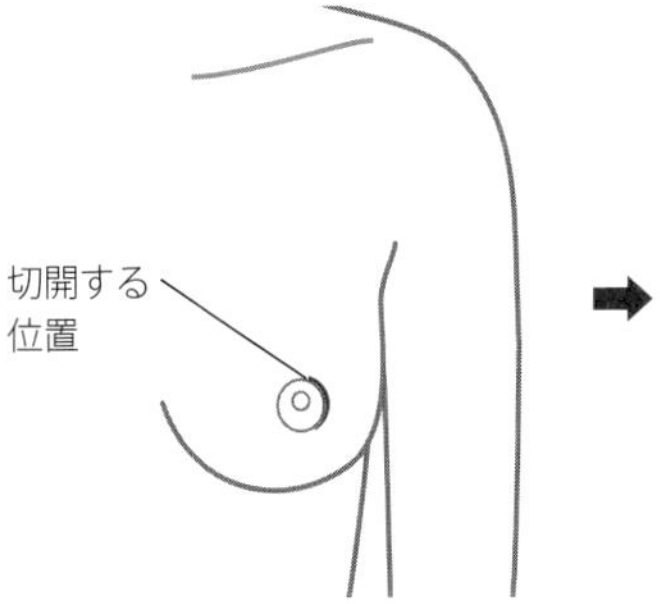

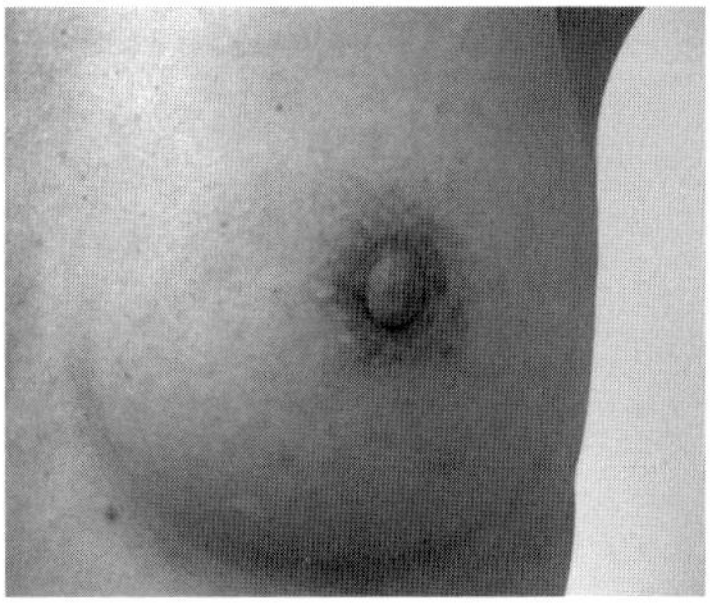

乳房全体を切除する場合は乳房切除術が選択されます

しこりが大きい、多発しているなど、乳房部分切除術の適応にならないときには、乳房切除術を行います。乳房切除術は、全摘ともいわれる手術で乳房全体を切除します。現在では、大胸筋を残す「胸筋温存乳房切除術」が一般的になっていて、多くの場合センチネルリンパ節生検（98ページ参照）を行って、わきの下のリンパ節の評価をします。

乳房再建をセットで行い切除術を選択する人も増えている

乳房部分切除術が適応される場合でも、しこりの大きさや場所によっては手術後の乳房にゆがみが残ってしまう場合があります。一方で、乳房全体を切除した場合に乳房再建（130ページ参照）を行うと、きれいな乳房ができるようになってきています。自分の皮膚や乳首を残して、再建がより自然にできる乳房切除術（96ページ参照）もあります。

画像診断で、今まではわからなかった小さながんの広がりまで発見できるようになったこと、再建の技術が進んだこと、遺伝性などの因子もわかってきたことが関係し、無理をして温存療法を選ばず、乳房切除術を選択する人が増えてきています。一時は行われることが少なくなっていた乳房切除術ですが、アメリカでは部分切除よりも多数を占めるようになってきているほどです。

家族性や遺伝性の乳がんは再発率が高いことから、その疑いがあるときには、しこりが小さくても乳房切除術がすすめられる場合があります。手術の方法を選択するときには、しこりの大きさだけでなく、さまざまな要素をあわせて考えることが大切です。病院によって選択できる手術法も違います。急がず、じっくり考えましょう。

まとめNOTE

乳房切除術が適応になるケース

- しこりが3cm以上
- 術前薬物療法を行ってもがんが小さくならない
- しこりが小さくても離れた場所に複数ある
- 0期でもがんの広がりが大きい
- 手術後、放射線療法が行えない（109ページ参照）
- 本人が希望している

ちょこっとレクチャー

乳房切除術のメリットとデメリット

メリット

- 局所再発の可能性がとても小さくなる
- 放射線療法を行うことはまれ

デメリット

- 乳房がなくなる（再建によって自然に近い乳房もできるようになっている）

Data

手術の費用（3割負担の場合）

乳房切除術およびセンチネルリンパ節生検

入院1週間で約25万円

※公的保険が適用されない入院の差額ベッド代は除きます。

知っとこ！

手術の方法を判断するときに検討する要素

- がんの広がり方
- 術後の整容性
- 遺伝性因子
- 全身の状態、既往症
- 患者本人の生活、考え、希望

Data

乳がん手術方法の変遷

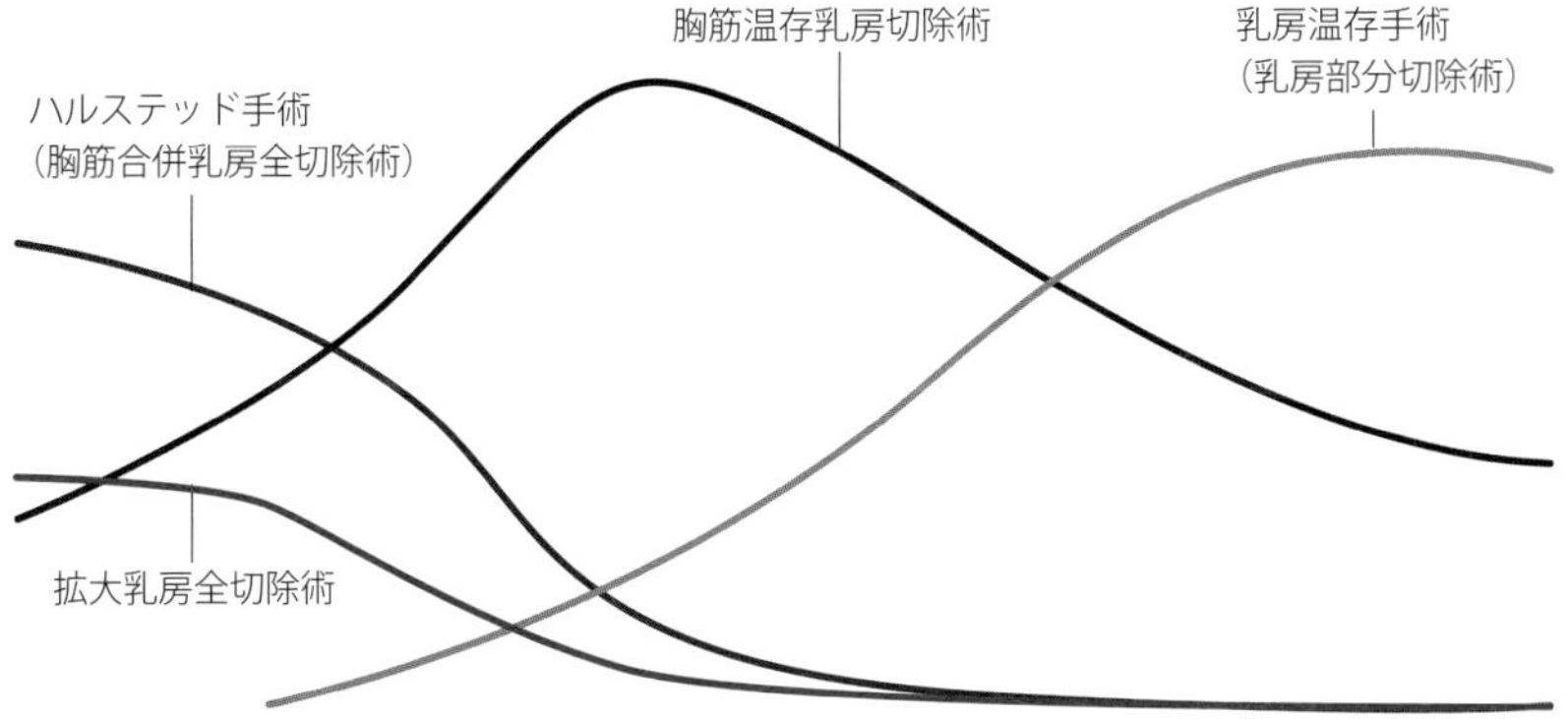

乳房全体と胸筋までを大きく切除する方法から、胸筋を温存する方法が主流になった。乳房再建の技術が進んだ現在は、乳房切除術を選ぶ場合も増えている。

乳房切除術では再建などが考慮され、術式が決まります

乳房切除術は全身麻酔で行われ、2～3時間かかります。乳房切除術は、部分切除術より痛みが強いと思っている人がいますが、そのようなことはありません。

乳房切除術の手術後は、傷口から血液やリンパ液がしみ出てくるので、ドレーンという細い管を差し込んでおいて、そこから浸出液を排出させます。

乳房切除術でも、部分切除の場合と同様に、切除したがんの組織は、病理検査によってくわしく調べられ、術後の治療を考えるための情報とされます。乳房全部を切除して、局所の再発リスクはほとんどなくなったといっても、遠くの臓器に転移する可能性は残っています。非浸潤がんで、完全にがんを取り除いたと考えられる場合以外は、手術後は薬物による全身治療が行われます。

再建に向け 皮膚や乳頭を残した手術法も

一般的に行われている乳房切除術では、皮膚や乳頭も切除しますが、より自然な乳房ができるように皮膚や乳頭を残し、乳腺を全部切除するという乳頭乳輪温存乳房切除術も行われるようになっています。

乳頭には乳腺が集まっているために、乳頭を残すと再発しやすいという考えもあり、乳頭を残した手術の安全性の評価は不十分です。がんが皮膚に近い場所にあると皮膚を残すことも難しくなります。皮膚や乳頭を残す手術は、おもに早期の乳がんに行われる方法で、適応には条件がありますが、手術後、再建を望んでいるのなら、そういった手術が可能かどうか主治医に相談してもよいでしょう。

Zoom-eye

■一般的に行われる胸筋温存乳房切除術

大胸筋、小胸筋は残して、乳房とわきの下のリンパ節の一部を切除する（オーチンクロス法）。

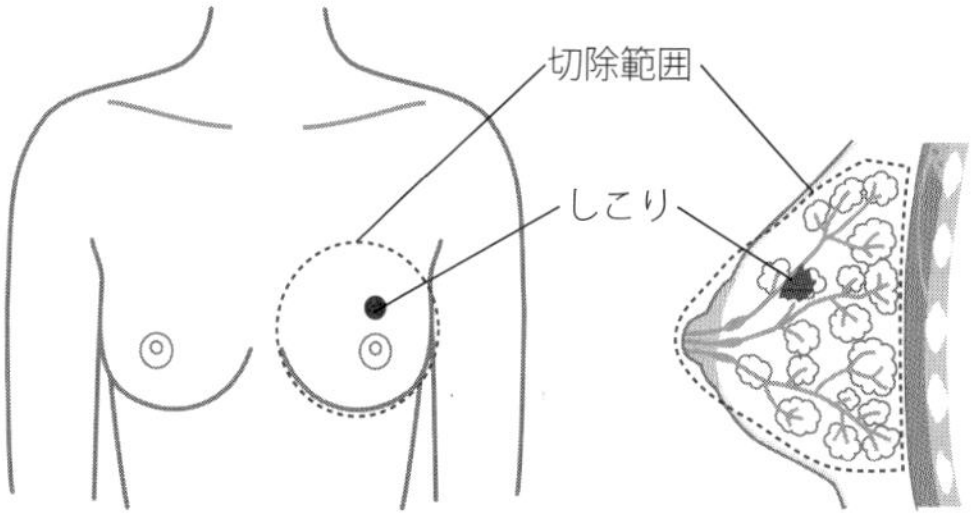

センチネルリンパ節生検でリンパ節への転移がないと考えられれば、リンパ節は切除しません（単純乳房切除術）。また、小胸筋まで切除することがあります（ペイティ法）。

■皮下乳腺全摘術

皮膚温存乳房切除術

乳頭、乳輪と乳腺をくりぬく。

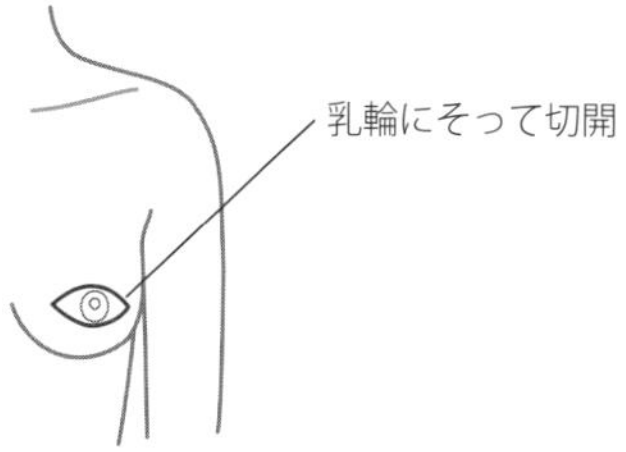

皮膚の下の皮下脂肪はできるだけ残すようにします。再建で乳頭や乳輪も作ることができます。

乳頭乳輪温存乳房切除術

乳頭、乳輪、皮膚を残して乳腺を切除する。

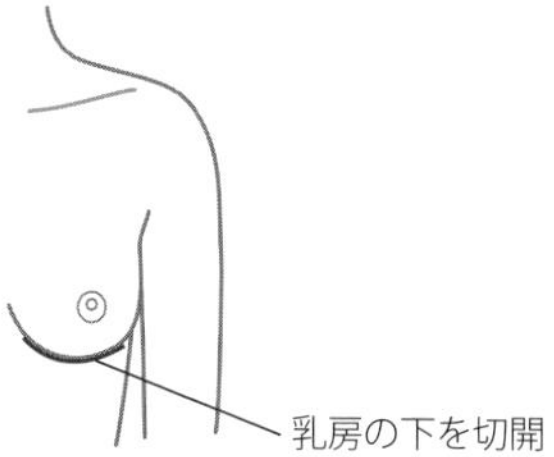

術後の生存率や再発率などについて大規模な試験による評価がされていないため、標準的な手術法とはいえません。十分に検査し慎重に検討することが必要です。

乳がんのツボ！

今では行われなくなっているハルステッド手術

乳房の全摘というと、以前は、大胸筋や小胸筋、リンパ節などをすべて切除するハルステッド手術がよく行われていました。再発や転移を防ぎ、がんを根治する目的で行われていた手術でしたが、肋骨がういて見えたり、リンパ浮腫が起こりやすくなったりするなど、精神的にも肉体的にも負担が大きいものでした。今では、大きく切除しても、小さく切除しても生存率が変わらないことがわかったため、行われることはなくなっています。

腋窩リンパ節郭清が必要かどうか判断するためセンチネルリンパ節生検を行います

乳がんでは、浸潤がんの3分の1はわきの下のリンパ節（腋窩《えきか》リンパ節）に転移があるとされています。リンパ節に転移があると考えられるときには、手術のときにリンパ節郭清《かくせい》も行います。リンパ節郭清とは、リンパ節を周囲の脂肪組織といっしょにひとまとめにして取り除くことです。転移部分を切除する治療ですが、切除したリンパ節を一つひとつ調べることで転移の広がりを知り、再発の危険性を判断することもできます。それは手術後の治療方針を決めるうえでとても大切な情報です。

ただ、腋窩リンパ節を郭清するとリンパ液の流れが悪くなり、腕が上がらなくなるなど、日常生活に支障をきたすことも少なくありません。リンパ節に転移がなければ切除しないほうがいいのです。でも、切除して検査してみなければリンパ節への転移の有無はわかりません。そこで考えられたのがセンチネルリンパ節生検です。

センチネルリンパ節への転移がなければ腋窩リンパ節郭清が避けられる

センチネルリンパ節とは、乳がんのがん細胞がいちばんはじめに流れ着くとされるリンパ節で、「センチネル」は「見張り」といった意味です。センチネルリンパ節生検は、そのセンチネルリンパ節を切除して転移の有無を調べる検査で、そこに転移がなければ、その先のリンパ節にも転移がないと考えられ、腋窩リンパ節郭清を省略することができます。手術と同時に行われることがほとんどですが、手術前に外来や短期入院で行うこともあります。

画像検査などであらかじめ転移がわかっている場合には、センチネルリンパ節生検はせずに、リンパ節郭清を行います。

ちょこっとレクチャー

センチネルリンパ節の見つけ方

センチネルリンパ節生検では、まず色素や放射性物質をがん付近に注射します。それらはリンパの流れにのってセンチネルリンパ節にたどり着くので、色素に染まったリンパ節や、放射線を出しているリンパ節を探すのです。

センチネルリンパ節は一つだけのこともあれば複数あることもあり、見つからないこともまれにあります。その場合は、リンパ節郭清を行います。また、手術中の迅速診断では転移なしでも、くわしく検査すると転移が見つかることもあります。

Zoom-eye

センチネルリンパ節と腋窩リンパ節郭清の範囲

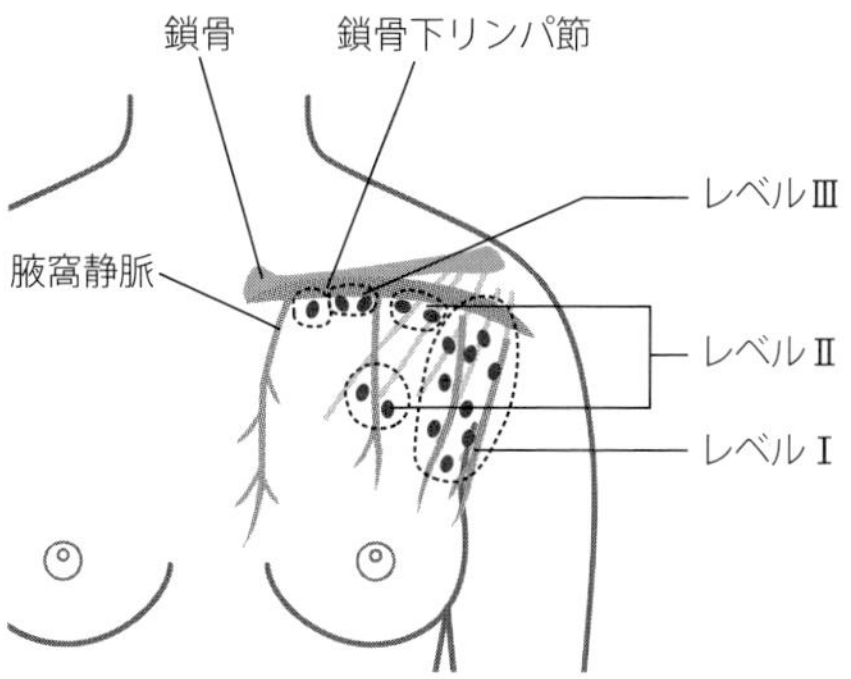

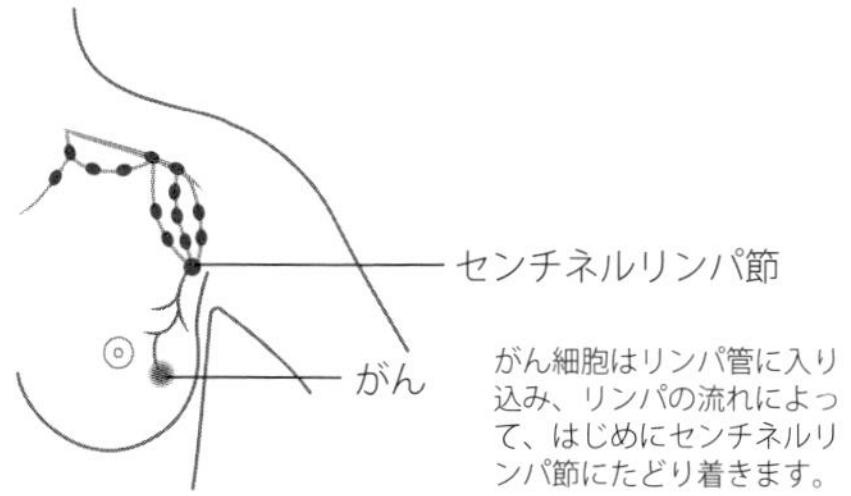

がん細胞はリンパ管に入り込み、リンパの流れによって、はじめにセンチネルリンパ節にたどり着きます。

腋窩リンパ節の郭清範囲は、転移しやすい順に、わきの下から鎖骨に向かって、レベルⅠ～Ⅲの３つに分けられます。郭清はレベルⅠの範囲から行われ、その範囲にあるリンパ節（数は人により違う）を切除します。多くの場合、レベルⅠ、あるいはⅡまでの範囲の郭清で、Ⅲまで郭清するのはその範囲にはれたリンパ節がある場合などです。

知っとこ！

センチネルリンパ節生検が適応されないケース

- 触診、画像検査、また細胞診などですでにリンパ節への転移があるとみとめられる、またはその疑いが強い
- しこりが大きいため、リンパ節への転移も疑われる
- 以前にわきの下のリンパ節をとっていると、センチネルリンパ節を見つけるのが難しいと考えられる
- 本人が同意していない

※検査法によっては、妊娠中、授乳中は適応外になることもあります。

乳がんのツボ！

センチネルリンパ節生検で転移が見つかってもリンパ節郭清をしない動きも

海外での臨床試験で、センチネルリンパ節に転移が発見された場合、リンパ節郭清を行わなくても、行った場合とくらべ、予後は変わらないという結果が発表されました。これは早期乳がんで放射線療法を術後に行う温存療法に限られたデータであるなどいくつかの条件があります。ただ、転移が２㎜以下の微小なものなら、郭清を省略できるという方針も示されました。いずれの場合にも、手術後の放射線療法や薬物療法の役割が大切になってきます。

リンパ節郭清の目的は、局所再発、転移をふせぐということよりも、おもに病気の進行程度を知るということです。センチネルリンパ節生検とあわせてさまざまな試験が行われていて、体に負担をかけない、より安全な治療法に変わっていくことが期待されています。

column 6

がん細胞の遺伝子を知り、手術後に必要な治療を考える「オンコタイプDX」

一人ひとりに合わせた乳がんの治療法を考えるとき、ホルモン受容体やHER2タンパクの有無、悪性度などによって分類されるがん細胞のタイプは、とても重要な情報になります。最近では、遺伝子検査でさらにくわしくがん細胞を調べて治療法の選択にいかすことも増えてきました。

その検査の一つが「オンコタイプDX」です。欧米を中心に行われている検査ですが、有用性は日本でも認められていて、受ける人も少しずつ増えています。

●抗がん剤治療の追加を判断する重要な材料

オンコタイプDXの対象になるのは、手術後に内分泌治療に加え、抗がん剤治療を行うかどうかを選択する必要がある人です。ホルモン受容体陽性、HER2陰性で、リンパ節転移がない人。閉経後の場合には、リンパ節転移が1～3個の人も含まれます。

抗がん剤治療の追加は、再発リスクなどを考えて決定しますが、再発は怖いけれど、できることなら副作用の強い抗がん剤治療を避けたいという思いから、選択に悩む人は多くいます。オンコタイプDXで自分の乳がんのタイプをよりくわしく知ることは、治療法選択に対する悩みの軽減や、治療への積極的な取り組みにもつながると考えられます。

●3つに分類される検査結果

オンコタイプDXは通常、手術で摘出したがん組織を使って行われるため、新たに血液や組織を採取することはありません。乳がん細胞の21種類の遺伝子を調べ、発現状況や活性の度合いを解析し、その結果から手術後の再発リスクや、抗がん剤治療の効果を予測します。

結果は3～4週間で出ます。結果から計算された再発リスクは、0から100の数値であらわされ、「低

オンコタイプDXの対象者

ホルモン受容体陽性で、HER2陰性

● 閉経前
→リンパ節転移がない

● 閉経後
→リンパ節転移がないか、転移が1～3個

リスク」「中間リスク」「高リスク」の3つに分類されます。

数値が高いほど再発リスクが高く、また、抗がん剤治療を加えることで治療効果が期待できます。結果が高リスクの場合には、内分泌治療に加えて抗がん剤治療を行う価値があるということです。

●費用は高額だが治療費が減ることも

オンコタイプDXは保険の適用になっていないため、費用が約45万円と高額です。ただ、抗がん剤治療を行おうとしていた人が、検査の結果、抗がん剤治療を行わずに済むケースでは、そのぶん治療費は減り、副作用にも悩まされず、治療のために仕事を休むこともなくなります。

もしも、高リスクという結果が出ても、自分には抗がん剤治療の効果があると治療前にわかることは、マイナスではないでしょう。そのことで前向きに治療に取り組む気持ちになれる人もいます。

オンコタイプDXを検討するときには、まずは主治医に相談してみましょう。検査の対象になる場合には、主治医のほうから説明がある場合もあります。

3つの検査結果

○低リスク（0～17）

再発リスクが低く、内分泌治療に抗がん剤治療を追加しても、追加しなくても治療の効果に差が見られない。

○中間リスク（18～30）

再発リスクは中程度。内分泌治療に抗がん剤治療を追加しても、追加しなくても治療の効果に確かな差は見られない。低リスク、高リスクのどちらに近い数値なのか、また、年齢やがんの大きさなど、そのほかのリスク要因も考え合わせ、抗がん剤治療の追加を主治医とよく相談することがのぞまれる。

○高リスク（31～100）

再発リスクが高く、内分泌治療に抗がん剤治療を追加すると、治療の効果が期待できる。

オンコタイプDXのメリット、デメリット

メリット

- 抗がん剤治療を加えるかどうか、決定するときの悩みが軽減する
- 不必要な抗がん剤治療を避けられる場合がある

デメリット

- 保険がきかず、高額 約45万円（医療機関により異なる）
- 中間リスクの場合には、さらに選択に悩むケースもある

入退院前後のスケジュールはゆとりをもって、体調や気持ちを整え、手術にのぞみましょう

乳がん手術のための入院期間は、短くなってきていて4~10日程度ですが、手術の方法や病院によって異なります。退院のときには家事をこなせるくらいには回復しています。ただ、手術後には、放射線療法や薬物療法を外来で受けることになるので、そのスケジュールもわかる範囲で聞いておき、仕事をもっている場合には休職の期間を考えましょう。手術後に予定が変わることもあるので、ゆとりをもって休めるようにしておくとよいでしょう。

入院前は、あれこれかたづけておこうと無理をしがちですが、疲れから体調をくずしては、手術の予定にも影響します。緊張すると、眠れなくなることもあります。できるだけいつもと同じようにリラックスして過ごし、体調を整えておくことが大切です。

手術前日には、担当医や看護師から説明があります。不安なことは確認して、すっきりとした気持ちで手術にのぞみましょう。手術当日は安静が必要ですが、翌日からはトイレも自分で歩いていけるようになり、食事も普通にとれることがほとんどです。

痛みや傷は少しずつ落ちつくつらいときには対処してもらって

手術後、痛みや吐き気などつらい症状があるときは、がまんせずに伝えて対処してもらいましょう。

手術直後の傷はなまなましく、見るのもつらいものです。でも、日がたつにつれ、色やはれも目立たなくなっていきます。傷のことが気になるのなら、どうなっていくのか聞いてみるのもいいでしょう。

傷が治っていく過程では、手術した部位がはれたり、かたくなったりもします。不安なことは主治医に相談することです。違和感やしびれは長く残る場合もありますが、多くは1年ほどで改善します。

ちょこっとレクチャー

乳がん手術の入院スケジュール（聖路加国際病院の場合）

入院・手術前日
- 病棟看護師からのオリエンテーション
- 麻酔科医の訪問

↓

手術当日
- 朝から飲食禁止
- 検温、尿量測定などの検査
- 点滴開始、尿道カテーテルを入れる
- 手術
- ドレーンを留置する
- 酸素吸入開始
- 手術後はベッドで安静
- 抗菌薬投与

↓

手術翌日
- 朝から普通食
- 酸素吸入を中止
- 点滴、尿道カテーテルを抜く
- 下半身のみシャワー可
- 歩行を開始できる
- 必要があれば痛み止め投与

↓

手術後2～8日
- 5～6日でドレーンを抜く
（排液量1日20～50㎖以下が目安）
- ドレーンを抜いたら、腕のリハビリをスタート
- 全身のシャワー可
- 必要があれば痛み止め投与
- 退院後の生活上の注意、リハビリの説明
- 次回の予約、退院

乳がんのツボ！

喫煙が思わぬ影響を与えます

腋窩リンパ節郭清術を行ったときには、後遺症として、腕が動きづらくなったり、むくんだりするほかに、わきの下のあたりの感覚がなくなることがあります。少しずつ回復しますが、完全にもとに戻ることは少ないようです。

乳房切除術で皮膚や乳首を残した場合にも、一度神経を切ってしまっているので、皮膚や乳首の感覚がなくなります。熱さを感じにくくなり、乳房が熱をもったり、熱いものにふれたりしても気づきづらいので注意が必要です。

また、血行が悪くなると、残した乳首や乳輪が黒ずみ、ひどくなると壊死《えし》することもあります。脂質異常症の人や喫煙習慣のある人は、血管に問題がある場合が多く、壊死しやすい傾向があります。喫煙していると、全身麻酔で手術を受けたあと、痰《たん》が多くなって苦しい思いもしがちです。乳がんが見つかったら禁煙しましょう。壊死した乳首はかさぶたになって取れますが、再建手術で作ることができます。

よくあるハテナ

Q 手術と月経が重なってしまったら？

A 乳がんの手術には問題がないので、予定通りに行います。術前後の手当ては看護師が行うので月経中であることを伝えましょう。

column 7

手術後のリハビリテーション

手術後は、痛みなどから手術した側の腕が上がりにくく、動かしづらくなります。そのままにしておくと関節や筋肉がこわばってますます動かなくなり、日常生活にも不便が生じてしまいます。病院の指導にしたがい、リハビリテーションをしましょう。思うように動かなくても、あせらず続けていくことが大切です。

手術の翌日から

無理せず、手やひじの運動からスタートします。

ボールをにぎる

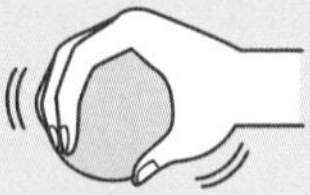

指を順におり曲げる

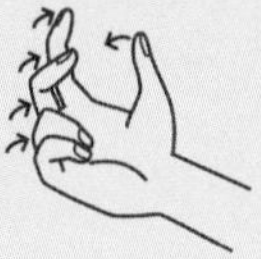

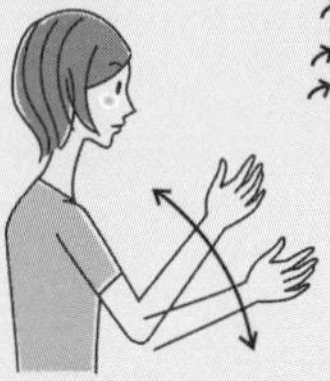

ひじを曲げのばしする

手術後１週間目から

腕や肩の関節を積極的に動かしましょう。腕を前方に90度以上上げることを目標にします。ドレーンが入っている人はドレーンが抜けてからスタートです。120度腕が上がれば、身の回りのことはほとんどできます。

- ■どの運動も１セット５回程度から始め、10～20回に増やしていく。
- ■１日２、３セット行う。

①背中をのばし手を腰に

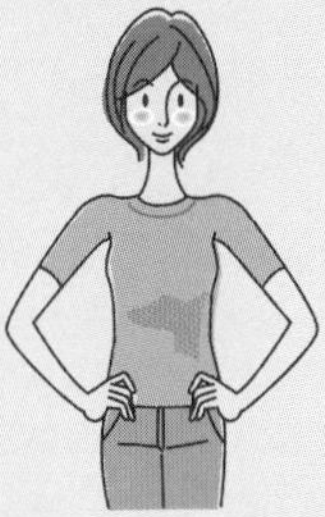

②手を肩に

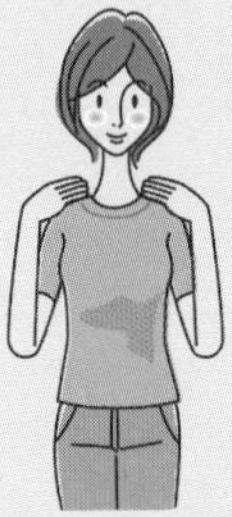

①両手を肩の高さまで水平に広げる

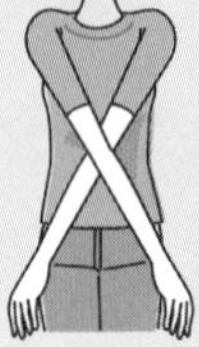

②ひじを曲げないようにしながら、手を中に寄せていき交差させる

①イスに腰かけ、両手をのばして前で組む

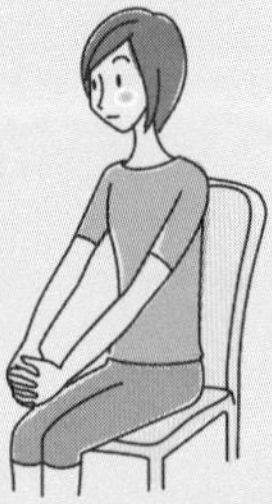

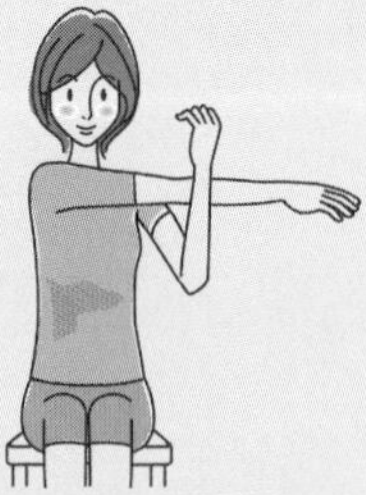

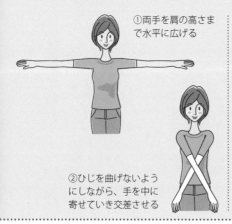

②手術した側の腕を支えながら、反対の腕のほうにゆっくり引く。このとき体は動かさないように

①肩に手をおく　②そのままひじを横に開く

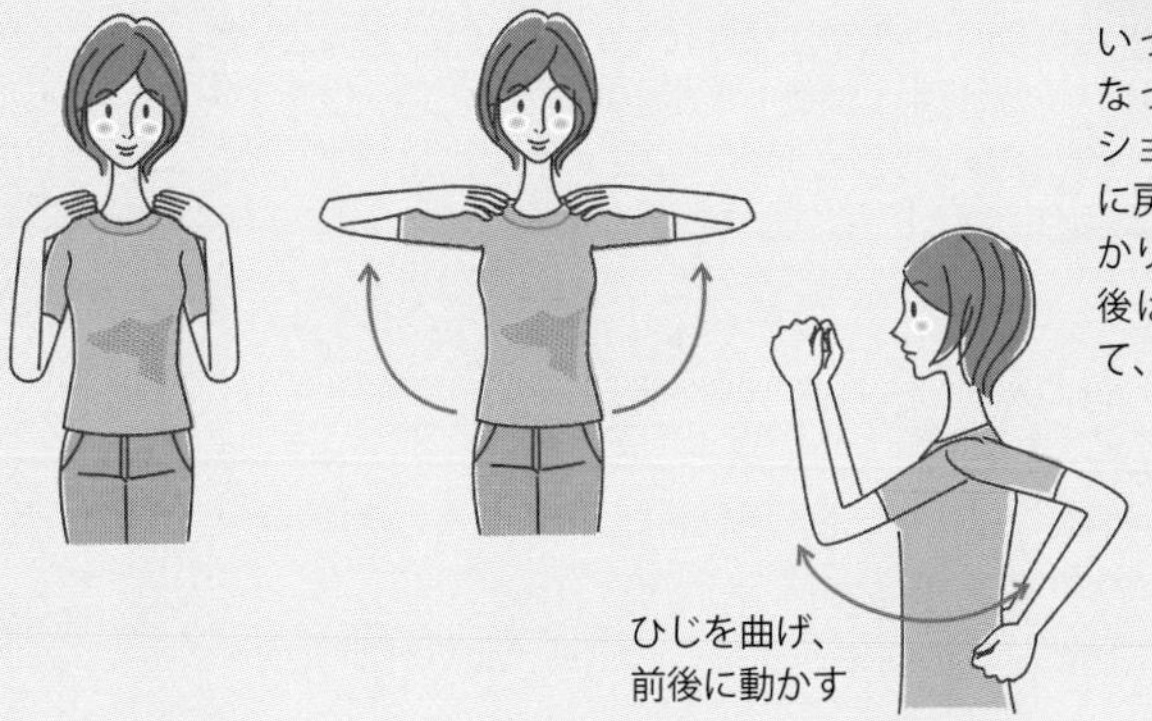

前後に動かす

手術後２週間目から

いったん腕が動くようになっても、リハビリテーションをしなければ、もとに戻ってしまいます。しっかりと続けましょう。入浴後は血行もよくなっていて、効果があがります。

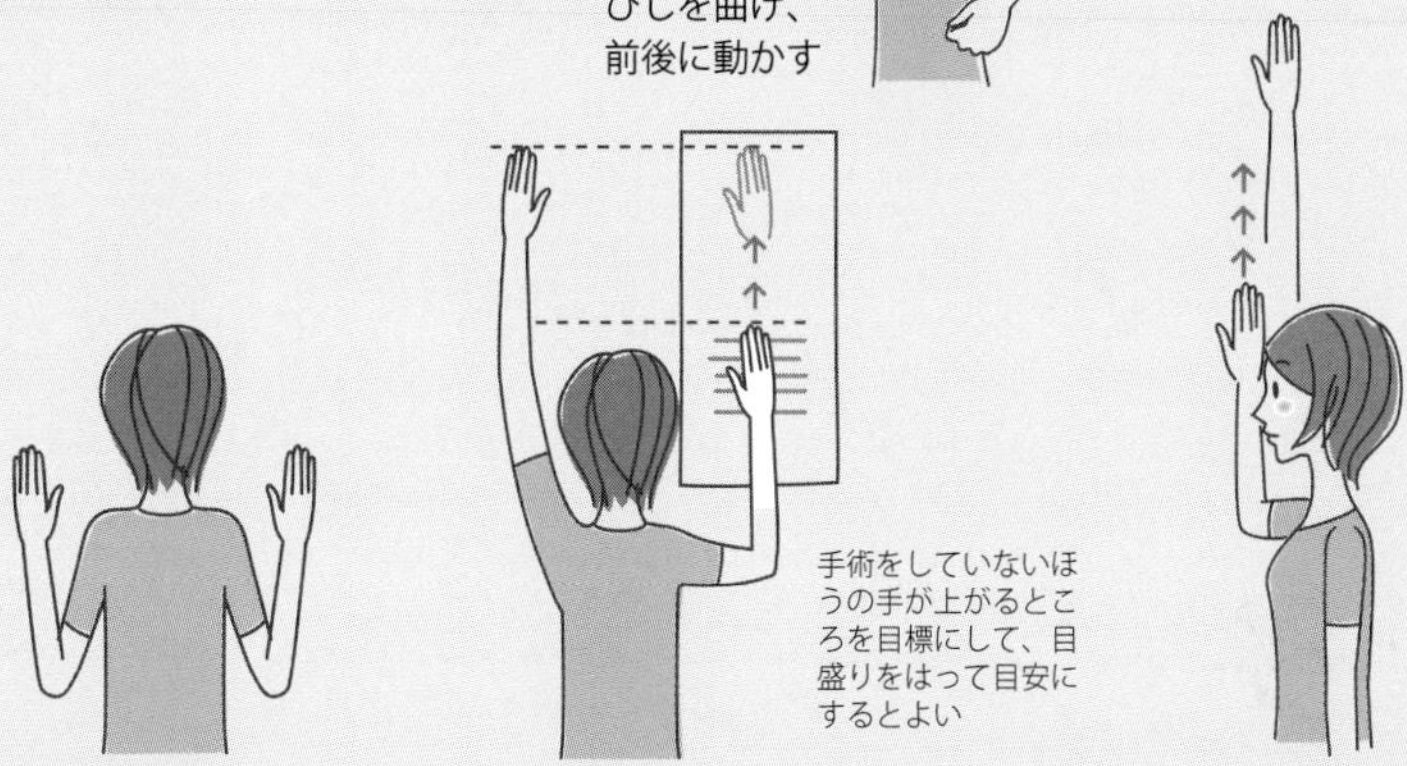

手術をしていないほうの手が上がるところを目標にして、目盛りをはって目安にするとよい

①壁に向かって立ち、両手を肩の高さにする

②手術したほうの手の指先を壁にそって上げていき、できるだけ腕をのばす

③手術したほうの腕を壁側にして横向きに立ち、②と同じように腕を上げる

リハビリテーションは術後1年程度続けることが望ましいと考えられます。左右の腕が同じように動かせることを目指しましょう。肩を十分に動かしていると、リンパ浮腫の予防にもつながります。

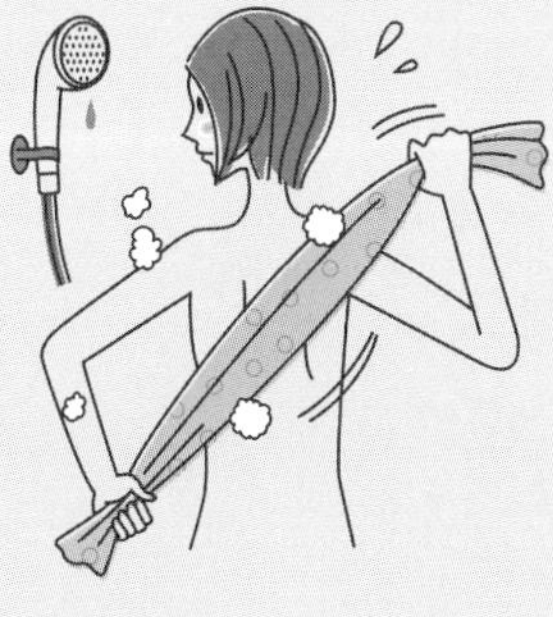

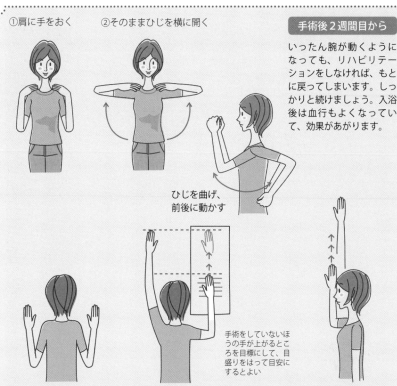

日常生活の動きでも

日常生活の中でも、エプロンのひもを結んだり、衣服を着脱したり、髪や背中を洗ったりする動作などは、腕や肩を動かすためのよいリハビリテーションになります。

column 8

リンパ浮腫とその予防

腋窩リンパ節郭清を行ったときには、後遺症としてリンパ浮腫が起こることがあります。手術した側の腕がだるくなったり、むくんだりして、ひどくなると皮膚がかたくなってむくみがひかなくなってしまいます。セルフケアで予防し、症状に気づいたら早めに治療することが必要です。

●リンパ液の流れを妨げないよう腕に大きな負担をかけない

リンパ浮腫はリンパ液の流れが悪くなり、リンパ液がたまって起こるむくみです。腕や乳房から心臓に向かって流れるリンパ液の通り道だった、わきの下のリンパ節を切除したために、流れづらくなったリンパ液が腕にたまってしまうのです。手術後数カ月で起こる場合もあれば、10年以上たってから起こる場合もあり、一生注意が必要です。センチネルリンパ節生検だけでも、リンパ浮腫が起こる可能性があります。

日常生活で気をつけたいのが、重たいものを持つなどして手術した側の腕に負担をかけないことです。腕や体をしめつける衣類もよくありません。太るとリンパ液が流れづらくなるので、体重を増やさないことも大切です。ときどき腕を心臓より高く上げて、リンパ液が戻るのをうながしましょう。こまめに休み、横になるのも効果があります。

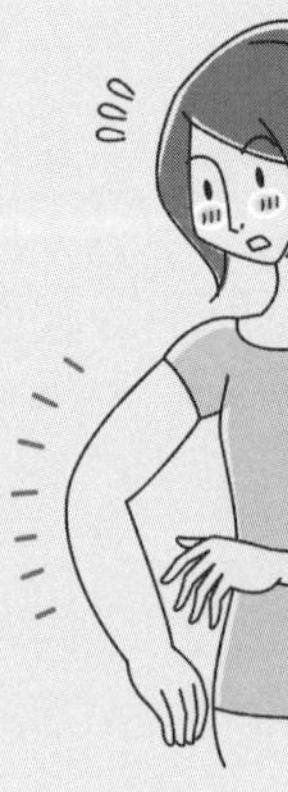

●細菌に感染しやすいので、傷をつけないように注意する

リンパ節を取っているために、手術した側の腕は感染から炎症を起こしやすくなっています。炎症からリンパ浮腫を発症することもあるので、腕にケガをしないよう気をつけましょう。虫さされや深爪などにも注意が必要です。

乾燥すると皮膚のバリア機能が落ちるので、乾燥させないよう保湿するなどスキンケアも心がけましょう。

日常生活で気をつけたいこと

リンパ液の流れを妨げないために

- 重たい荷物を長く持たないようにする
- 体をしめつける下着、そでぐりのきつい衣類を避ける
- きつい指輪や腕時計をしない
- 長時間作業をするときは、途中で肩をまわすなどして同じ姿勢をとり続けない
- 眠るときには手術した側の腕を上に、あお向けに眠るときは腕の下に枕や座布団をおくなど、腕を心臓より少し上にもち上げる工夫を
- サウナや長時間の入浴は避ける
- 血圧の測定は、手術した側と逆の腕で行うのが望ましい
- 太らないように注意する

炎症を起こさないために

- ケガをしないように心がけ、ケガをしたらすぐに水で洗う
- 採血や注射は手術した側と逆の腕が望ましい
- 鍼灸の治療は受けない、強い力でのマッサージを避ける
- むだ毛の処理や、爪切りは慎重に
- 日焼け止めや虫除けスプレー、長そでを着ることなどで、強い日差しや、虫から肌を守る
- 清潔と保湿を心がける
- 過労、睡眠不足になるとむくみが出やすく、免疫力も下がるので、無理をせず十分な睡眠をとるようにする

もし、症状がみられたら

多くの場合、はじめに腕が重い、だるいといった症状があらわれ、腕がむくみます。症状が軽いうちは一晩で治るようなむくみです。軽いうちにケアをしましょう。入院中にマッサージ法などを教えてくれる病院もあります。手術をした病院では対応が十分にできないようであれば、リンパ浮腫外来をもうけている病院などを紹介してもらうことも考えましょう。治療は右の４つの方法を組み合わせて行われます。

●スキンケア

清潔、保湿を心がけ、ケガに注意することは日常と変わりません。皮膚がかたくなってきたときは、尿素配合の軟膏を使用します。

●リンパドレナージ

リンパ液を手で流すマッサージです。手のひら全体で皮膚をゆっくり動かすようにし、強く圧迫しないことがポイントです。正しい方法を指導してもらって行うことが大切です。街中で見かける「リンパマッサージ」とは手技が異なるので、リンパ浮腫を専門に学んだ人から指導を受けましょう。

●圧迫療法

弾性着衣（スリーブ、グローブ)、弾性包帯を使って、むくんだ部分を圧迫します。

●圧迫下での運動

圧迫療法を行っている状態で、ストレッチなどを行います。過度な運動は逆に浮腫を悪化させます。

放射線を照射してがん細胞を殺し、局所の再発率を減らすのが放射線療法です

放射線療法は、放射線を照射して細胞の遺伝子をこわし、がん細胞を死滅させる治療法です。正常な細胞よりがん細胞のほうが放射線の作用を受けやすいため、がん細胞だけを殺すことができるのです。放射線にはいくつかの種類がありますが、乳がんの治療ではX線が使われることがほとんどです。

放射線療法が行われるのは、おもに乳房部分切除術後です。乳房のしこりを手術で切除したあと、その周囲に残っているかもしれないがん細胞を放射線で死滅させ、局所の再発を防ぐのが目的です。放射線での治療を行わない場合とくらべると、局所の再発率が3分の1になり、わきの下のリンパ節に転移があったケースでは、さらにその差が出ることがわかっています。そのため、乳房部分切除術と放射線療法はセットで行うことが原則となっています。

乳房切除術を行った場合にも再発リスクが高いときには、放射線療法で再発率を減らすことができます。進行がんで手術が難しい場合には、抗がん剤と組み合わせて照射を行うこともあります。また、再発・転移した場合、部位によっては症状緩和のために放射線療法を行います。

手術後の回復を待ち、1カ月ほどしてから外来で開始する

手術後は細胞にもダメージがあることから、傷が治り、体が回復するのを待って、1カ月ほどしてから放射線療法を開始します。あまり開始が遅すぎると残ったがん細胞が増殖してしまうため、できるだけ早く開始することがすすめられています。

ただし、抗がん剤治療を行う必要がある場合には、全身への再発防止を優先し、通常は抗がん剤治療を先に行います。放射線療法は抗がん剤治療の副

作用が落ちついてから開始します。内分泌治療（ホルモン治療）や分子標的治療は、放射線療法と同時に行うことも可能ですが、多くの場合、放射線療法を先行します。

照射を開始する前に、実際に放射線療法を行うときと同じ体位をとってＣＴで画像を撮り、その画像を使って照射をする部位や方法を決めていきます。乳房や皮膚には照射する位置を合わせるために専用のペンでマーキングします。

まとめNOTE

放射線療法が適応になるケース

- 乳房部分切除術を受けた
- 乳房切除術を受け、再発のリスクが高い
（わきの下のリンパ節に４個以上の転移がみられたり、しこりが５cm以上だった場合。転移が１～３個でも検討されることがある）
- 進行がんで手術が難しい
- 再発・転移した（201ページ参照）

Photo

放射線療法に使われる装置

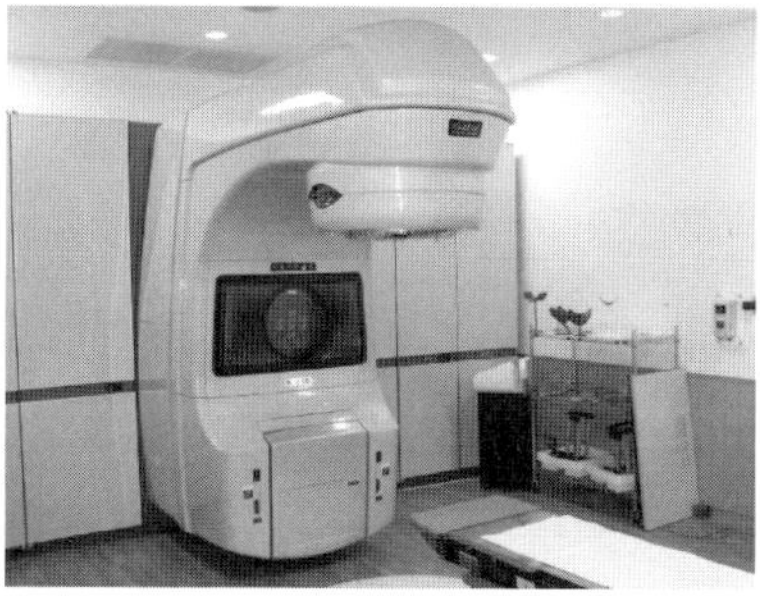

治療は腕を上げ、あお向けに寝た状態で行われます。照射中、熱や痛みなどは感じません。照射位置がずれないよう、動かないことが大切です。

知っとこ！

放射線療法が行えないケース

- 妊娠中
- 乳房へ放射線を受ける体位がとれない
- 過去に同じ部位に放射線療法を行ったことがある
- 活動性の膠原病《こうげんびょう》（強皮症など）を合併している
- 本人が希望していない

Data

放射線療法の費用
（３割負担の場合）

乳房温存療法の場合（乳房部分切除術後）

１回およそ5000～8000円×25回
＝14万～21万円ほど
※初回は管理費などが加算されます。

放射線を何回にも分けて照射することで、正常な細胞に与える影響を小さくします

乳房部分切除術後の放射線治療では、トータルで46～50グレイ（Gy）の線量を5週間かけて乳房全体に照射します。1回の照射は2.0グレイ、週に5回、5週間で計23～25回照射するのが一般的です。

毎日少量ずつ照射するのは、正常な細胞への作用をできるだけ小さくし、がん細胞にだけダメージを与えるためです。多少の延長はできますが、途中で長く治療を休むことになると効果が低下します。治療中は月曜から金曜まで毎日通院できるよう、スケジュールを組みましょう。治療時間は数分と短く、日常生活に影響が出るような大きな副作用はありません。放射線が体に残ることもありません。半日は仕事をすることも可能です。

手術後の病理診断で切除した断端のごく近くにがん細胞がみられ、再発の危険性が高いときには、通常、1～2週間程度でトータル10～16グレイの追加照射（ブースト）を行います。わきの下のリンパ節に4個以上の転移があったときには、鎖骨上窩（首のつけ根）のリンパ節にも照射がすすめられます。乳房切除術後の放射線治療では胸壁と鎖骨上窩リンパ節へ、トータル46～50グレイを約5週間かけて照射します。

副作用には急性に起こるものと数カ月から数年たって起こるものが

放射線治療によってみられる副作用は、放射線を当てている部位にあらわれます。髪が抜けるのではないかと心配する人もいますが、そのようなことはありません。効果にくらべると副作用は軽いものといえます。治療中に起こる急性障害と、数カ月から数年たって起こる晩期障害があり、急性障害は、皮膚が赤くなる、乾燥する、かゆい、ヒリヒリするな

どの症状で、時間とともに解消していきます。なかには、だるさを感じる人もいるようです。

晩期障害には、皮膚が縮まりかたくなる、毛細血管が浮き出てくるといったものがあり、一度起こると治りづらいものですが、起こる頻度は少なくあまり問題になりません。

ちょこっとレクチャー

放射線療法のおもな副作用とデメリット

急性障害

- 皮膚が日焼けしたように赤くなり、ヒリヒリしたり、かゆくなる
- 皮膚が乾燥し、カサカサになる
- 皮膚がじゅくじゅくして水ぶくれができる
- 皮膚が黒ずむ

晩期障害

- 皮膚や乳腺がかたくなる
- 皮膚に毛細血管が浮き出てくる
- 放射線肺炎を起こす（まれで、適切な治療によって治る。せき、微熱が続くときは病院へ）
- 皮膚が黒ずむ

デメリット

- 乳房再建が難しくなる
- 線量を限度まで照射したらその部分には再び照射ができない
- 母乳をつくる機能がなくなる（もう一方の乳房での授乳は可能）
- 治療中時間を拘束される
- リンパ浮腫が起こりやすくなる

乳がんのツボ！

短期照射、部分照射など、新しい方法も

5週間も毎日通院するのは大変です。そこで1回の照射量を少し増やし、回数を減らす、「短期全乳房照射法（短期照射法）」が検討されています。「寡《か》分割照射法」ともいわれ、採用している施設もあります。短い期間で治療をすませたい人は、短期照射ができるか確認してもいいでしょう。行う場合は、よく説明を聞くことが大切です。

また、しこりのあった付近にだけ照射し、数日で治療を終える「加速乳房部分照射」とよばれる方法も試されています。加速乳房部分照射には、手術時に留置したカテーテルに放射線を出す物質を入れ、体内から放射線を当てる「小線源治療」、多方向から放射線を当てる「三次元原体照射」、手術中に照射する「術中照射」などがあります。

よくあるハテナ

Q グレイ（Gy）は何の単位なの？

A 放射線の量をあらわす単位にはいろいろなものがありますが、グレイは放射線のエネルギーがどれだけ人体に吸収されたか（吸収線量）をあらわす単位です。医療で受ける被曝を問題にするときは、シーベルト（Sv）を使うこともあります。シーベルトは、放射線が人体にどれだけ影響を与えるかをあらわす単位で、X線は1グレイ＝1シーベルトと考えられます。

知っとこ!

放射線療法時の注意とスキンケア

- 乳房のマーキングが消えないよう、入浴時に強くこすらない
- 皮膚が敏感になっているので、刺激を与えないよう、かいたり、こすったり、絆創膏などをはったりしない
- 衣類や下着をやわらかい素材のものに
- 細菌への感染を防ぐために清潔にする。せっけんは刺激の少ないものを

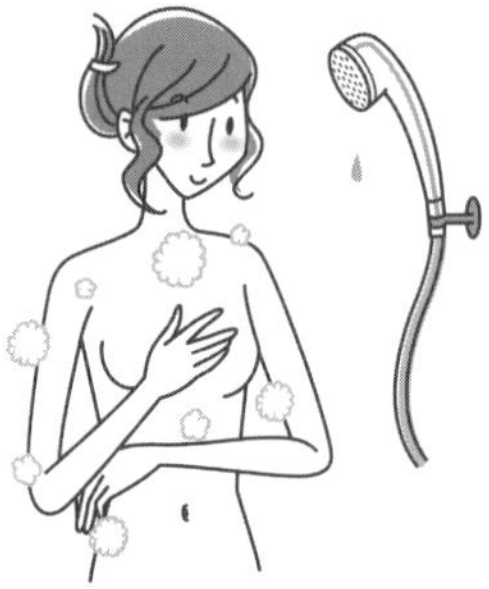

- 熱や痛みを感じるときは水でぬらしたタオルをあてるとよい
- 皮膚が乾燥するときは、市販の乳液やローションでこまめに保湿を。使用前に主治医や看護師に相談すると安心

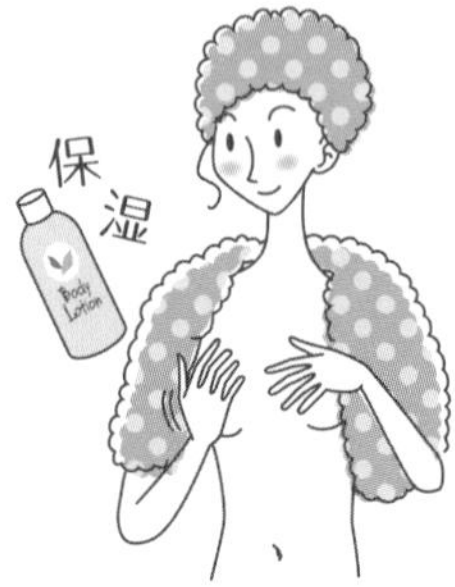

- かゆみや発赤などの炎症がひどいときにはステロイド入りの軟膏を処方してもらう

乳がんのツボ！

放射線療法後の人工乳房による再建は難しい

放射線療法を行うと、皮膚がダメージを受けてかたくなります。そのため、皮膚がのびづらかったり、乾燥しやすかったりして、乳房の再建をするのは難しくなります。人工乳房（インプラント）を使った再建は一般にすすめられず、自家組織による再建は場合により可能とされています。

インプラントを使って再建した乳房に対する放射線療法も、安全性が十分に確立されていないため、治療のタイミングなど考慮すべきことがあります。再建を考える人は、主治医とよく相談して治療法を選択することが大切です。

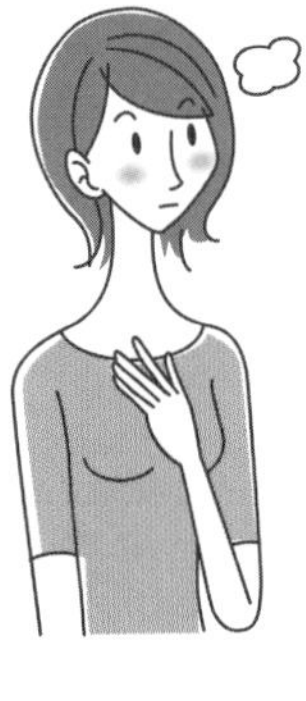

ホルモン受容体が陽性であれば、内分泌治療（ホルモン治療）を行います

手術のあとには、乳房や全身に残っているかもしれない目に見えないがんの根絶と、再発予防を目的として薬物療法が行われます。そのなかで、ホルモン剤を使った内分泌治療は、ホルモン受容体が陽性タイプ（ルミナルAタイプ、ルミナルBタイプ）の乳がんに選択される治療法です。乳がんの7割以上がこのタイプで、このタイプであれば、年齢や再発リスクの大きさなどにかかわらず、内分泌治療を行うことがすすめられます。

ホルモン受容体が陽性の乳がんは、受容体に女性ホルモン（エストロゲン）を取り込み、その刺激を受けて増殖します。内分泌治療では、ホルモン剤を使ってエストロゲンの分泌を抑制したり、がん細胞にエストロゲンが取り込まれるのを妨害したりして、がんの増殖を抑えます。

さらに再発リスクが高い場合やHER2が陽性の場合には、抗がん剤治療や分子標的治療を加えます。その場合、抗がん剤治療を先行させるのが一般的で、分子標的治療は内分泌治療と併用して進めることができます。

ちょこっとレクチャー

内分泌治療のメリットとデメリット

メリット

- 抗がん剤治療にくらべると、副作用が少ない
- 投与期間後も効果が持続する

デメリット

- 治療期間が長い
- 治療中は妊娠できない

ホルモン剤を選ぶときのポイントは、閉経しているかどうかです

再発予防の内分泌治療で使う薬には、「LH-RHアゴニスト製剤」「抗エストロゲン剤」「アロマターゼ阻害薬」の3つがあり、閉経前と閉経後では、エストロゲンが分泌されるしくみが変わるため、薬の選択が違ってきます。

閉経前は、卵巣からのエストロゲンの分泌を抑えるLH-RHアゴニスト製剤と、エストロゲンががんに取り込まれるのを阻害する抗エストロゲン剤を使用します。基本になるのは抗エストロゲン剤のタモキシフェンを5年間服用することで、場合によっては10年間服用することもあり、再発リスクが高い場合などにLH-RHアゴニスト製剤を併用します。

閉経後は、副腎でつくられる男性ホルモン（アンドロゲン）が、アロマターゼという酵素によって変換されてエストロゲンがつくられます。そのため、アロマターゼの働きを抑えるアロマターゼ阻害薬を治療に使用するのが一般的です。抗エストロゲン剤も使用できますが、閉経後の女性にはアロマターゼ阻害薬のほうが効果が高いことがわかっています。抗エストロゲン剤を服用中に閉経が確認できたら、アロマターゼ阻害薬に薬を変更することもあります。

よくあるハテナ

Q 閉経はどうやって確認するの？

A 45歳以上で12カ月以上月経がこないと閉経と考えられます。ただし、閉経の前後は月経が不順になります。抗がん剤やホルモン剤で月経が止まっていることもあります。

判断が難しい場合は、血液中のエストロゲンと、卵胞刺激ホルモン（FSH）の濃度を測定することで判断します。

Data

薬の価格
（3 割負担の場合）

LH-RHアゴニスト製剤
4週1回1万5000円ほど
抗エストロゲン剤
1カ月2500 ～ 4000円ほど
※ジェネリック医薬品がある
アロマターゼ阻害薬
1カ月5000 ～ 6000円ほど

まとめNOTE

閉経前、閉経後にすすめられる薬の選択

閉経前

- 抗エストロゲン剤
- LH-RHアゴニスト製剤と抗エストロゲン剤を併用

閉経後

- アロマターゼ阻害薬、または抗エストロゲン剤
- 抗エストロゲン剤→アロマターゼ阻害薬

※抗エストロゲン剤とアロマターゼ阻害薬の併用はしません。
※再発乳がんでは、違うタイプの抗エストロゲン剤や、黄体ホルモン製剤も使用されます。

知っとこ！ 乳がんの手術後に使われるおもなホルモン剤

	一般名（商品名）	作用、特徴、投与方法
LH-RHアゴニスト製剤	リュープロレリン（リュープリン） ゴセレリン（ゾラデックス）	●**作用**　卵巣にエストロゲンをつくるよう指令を出している脳の下垂体に作用し、卵巣でつくられるエストロゲンの分泌を抑制する。 ●**特徴**　卵巣からエストロゲンが分泌される閉経前に使用する。 ●**投与方法**　4週に1回、あるいは12週に1回、皮下注射。2 ～ 3年続けて投与する。
抗エストロゲン剤	タモキシフェン（ノルバデックス）など トレミフェン（フェアストン）	●**作用**　エストロゲンのかわりに、がん細胞のホルモン受容体と結合して、エストロゲンががんに取り込まれるのを阻害する。 ●**特徴**　閉経前、閉経後どちらでも使用できる。この薬の投与だけで月経が止まることは少ない。 ●**投与方法**　錠剤を1日1回内服。5年間投与が標準。
アロマターゼ阻害薬	アナストロゾール（アリミデックス） エキセメスタン（アロマシン） レトロゾール（フェマーラ）	●**作用**　男性ホルモン（アンドロゲン）がエストロゲンに変化するのに必要なアロマターゼの働きを阻害して、エストロゲンができるのを抑制する。 ●**特徴**　エストロゲンが卵巣から分泌されなくなった閉経後に使用する。 ●**投与方法**　錠剤を1日1回内服。5年間投与が標準。5年以上の投与も検討されている。3種類ある薬の効果はどれも変わらないとされる。

更年期のような症状や関節痛が内分泌治療の副作用として起こります

内分泌治療の副作用としてまずあげられるのが、ほてりやのぼせ、発汗などの更年期のような症状です。ホルモン剤の働きでそれまでのホルモンバランスがくずれることから起こります。多くの人に起こりますが、体が慣れるとともにおさまってきます。また、体重の増加も多くの人にみられる副作用です。

アロマターゼ阻害薬は、抗エストロゲン剤にくらべ、更年期様症状は軽いのですが、関節痛や手のこわばりがよく起こります。これも次第に軽快するもので、マッサージや鎮痛剤などで対処します。治療を続けるうちに骨密度が低下してくることもあります。骨粗鬆症を防ぐために、年に一度は骨密度検査を受け、食事にも気をつかうことが大切です。

抗エストロゲン剤のタモキシフェンで問題になるのは、子宮体がんのリスクが上がることです。ただこれは閉経後の人の場合で、それもわずかな頻度なので必要以上に心配することはありません。服用中は年に一度の婦人科診察を受け、不正出血などに気がついたときには、早めに婦人科を受診するようにしましょう。

長い治療期間中副作用とうまくつきあって

抗がん剤よりゆるやかと考えられる内分泌治療の副作用ですが、とてもつらいと感じる人も多くいます。治療期間も長いため、副作用のつらさから途中で治療をやめることを考えるケースもあります。

薬の種類を変えると副作用が軽減することもあるので、まず主治医とよく相談しましょう。内分泌治療は、ホルモン受容体陽性の乳がんには高い効果があることがわかっています。副作用とうまくつきあいながら、治療を続ける方法を探すことが大切です。

ちょこっとレクチャー

ホルモン剤ごとのおもな副作用

エストロゲンは体のさまざまな部位に作用しているため、その分泌を低下させると体のあちこちに不調がみられます。気になることがあれば主治医や看護師に相談しましょう。

LH-RHアゴニスト製剤
- 更年期のような症状（ほてり、のぼせ、発汗、めまい、肩こりなど）
- 憂うつ感、イライラ

抗エストロゲン剤
- 更年期のような症状（ほてり、のぼせ、発汗、めまい、肩こりなど）
- おりものの増加、月経異常、腟の乾燥
- 血栓症（もともと血栓症のリスクが高い人や、既往症のある人は適応にならない）

アロマターゼ阻害薬
- 更年期のような症状（ほてり、のぼせ、発汗、めまい、肩こりなど）
- 関節痛、手のこわばり
- 骨密度の低下

知っとこ！

おもな副作用への対処法と注意

ほてり、のぼせ、発汗
- カーデガンやスカーフなど、温度調節ができるような服装を工夫する
- 香辛料がきいた食べ物、刺激物をひかえる
- 閉経後で抗エストロゲン剤を使っている場合には、アロマターゼ阻害薬に変更する
- ホットフラッシュの治療に抗うつ剤を使うことがあるが、抗うつ剤のパロキセチン（パキシル）はタモキシフェンの効果を抑えてしまうため併用はすすめられない

関節痛
- マッサージ、鎮痛剤などで痛みを抑える
- ウォーキングやストレッチなど、適度な運動を行う
- 朝、起きたら、体を起こす前に、ベッドの中で手の運動など関節を少しずつ動かしはじめるようにする

骨密度の低下
- 乳製品や小魚、大豆製品、緑黄色野菜などカルシウムやビタミンDを含んだバランスのいい食事を心がける
- 治療前に骨密度を測定し、治療中は毎年骨密度の検査を行う
- 骨密度の低下が大きいときは、抗エストロゲン剤に薬を変更したり、カルシウム剤や骨粗鬆症の治療薬を使用したりする
- ウォーキングやストレッチなど、適度な運動を行う

イライラ、気分の落ち込み、倦怠感
- リラックスできる時間をつくり、ストレスを解消する
- 生活リズムを整え、睡眠時間もできるだけ規則正しくとる
- カウンセリングを利用する
- 漢方薬、精神安定剤などの薬を使用する

がん細胞に直接作用し、死滅させる治療法が抗がん剤治療です

抗がん剤は、がん細胞に直接作用してＤＮＡやタンパク質の働きを阻害して、がん細胞を死滅させる薬です。作用が強く、正常な細胞まで攻撃してしまうため副作用も起こります。その副作用よりもがんに対する治療効果のほうが重要なため、つらい副作用があるとわかっていても行うのです。

乳がんは抗がん剤が比較的効きやすいがんとされ、手術後、再発・転移する危険性が高いと考えられる場合には、再発を予防するために抗がん剤治療を行います。治療の有効性は多くの臨床試験で認められています。

抗がん剤治療はまた、手術前や（88ページ参照）、再発後にも（198ページ参照）行われます。手術前にすでに行っている場合には、通常、手術後の抗がん剤治療は行いません。

一定期間、何週かごとに2～3種の薬を点滴する

抗がん剤にはさまざまな種類があり、手術前や手術後に行われる場合は2～3種類の薬を組み合わせて使うのが一般的です。作用の違う薬を組み合わせることで効果を高め、正常な細胞への影響をできるだけ減らすのが目的で、これを「多剤併用療法」といいます。使う薬の頭文字をつなげてＡＣ療法、ＦＥＣ療法などと呼びます（121ページ参照）。

薬には、注射剤（点滴）と経口剤があります。点滴は副作用の影響などを考えて間をあけて行い、回数はサイクル（クール、コース）で数えます。多いのは3、4週ごと4～6サイクルの投与です。最近では、リクライニングチェアーなど、ゆったりとした姿勢で行われる所も増えてきています。

まとめ NOTE

抗がん剤治療が適応になるケース

- リンパ節への転移あり
- しこりが大きい（1cm以上）

※ホルモン受容体やHER2タンパクの発現度、しこりの大きさによっても実際の適応は異なります。また、追加の検査情報が必要になることもあります。詳細は専門医に相談するのが最善です。

知っとこ！

乳がんの術前、術後に使われるおもな抗がん剤

●アントラサイクリン系 ドキソルビシン　DXR （アドリアシン） エピルビシン　EPI （ファルモルビシン）	●作用・副作用 がん細胞のDNAに入り込み、増殖を抑え、死滅させる。 吐き気を起こしやすい。心臓にも影響し、動悸やむくみを起こすことも。 ●投与方法 点滴。FEC、CAF、AC、ECなどの治療法に使用。
●タキサン系 ドセタキセル　DOC/TXT （タキソテール） パクリタキセル　PTX （タキソール）	●作用・副作用 細胞が分裂するときに重要な役割をする微小管に作用して、がん細胞の分裂を阻害する。 白血球の減少、また、手足のしびれや、アレルギー症状を起こしやすい。 ●投与方法 点滴。TAC、TCなどの治療法に使用。単独投与もされる。
フルオロウラシル　5-FU （5-FU）	●作用・副作用 がん細胞のDNAをつくる材料によく似ているため、かわりに合成されることで材料が取り込まれるのを阻害し、がん細胞を死滅させる。 手足に副作用（痛み、はれ、しびれなど）が出やすい。 ●投与方法 点滴。FEC、CAFなどの治療法に使用。
シクロホスファミド　CPA （エンドキサン）	●作用・副作用 がん細胞のDNAと結合してDNAの構造を変化させ、増殖を防ぎ死滅させる。 吐き気を起こしやすい。また、尿を長くためておくと出血性の膀胱炎（ぼうこうえん）を起こしやすい。 ●投与方法など 点滴。FEC、CAF、AC、EC、TCなどの治療法に使用。
メトトレキサート　MTX （メソトレキセート）	●作用・副作用 がん細胞が成長するのに必要な葉酸が合成されるのを阻害して、がん細胞を死滅させる。 白血球の減少、口内炎などを起こしやすい。 ●投与方法など 点滴・経口どちらもあり。CMFなどの治療法に使用。

※薬名は、一般名　略語　（商品名）

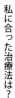

それぞれのがんの種類や副作用を考え、いちばん効果的な抗がん剤の組み合わせを選択します

抗がん剤の組み合わせは、がんの種類や、その人の生活に与える副作用の影響などを考え合わせ、今までの臨床試験の結果などをもとにして検討されます。そして、その人にとっていちばん効果的と思われるものが選択されます。

現在、乳がんの術後抗がん剤治療では、アントラサイクリン系の薬を含む多剤併用療法を行うのが一般的です。再発リスクが高い場合は、これにタキサン系の薬を追加することで、再発予防の効果があがることがわかっています。

また、状況によってはアントラサイクリン系の薬を使用せずに、タキサン系の薬を投与する方法も標準治療になっています。治療法による副作用のあらわれ方の違いなどを確認して、自分の希望も伝え、治療法を選択しましょう。

基準となるサイクルや投与量を守る

薬の投与量を多くすればがんを死滅させる効果はあがりますが、副作用も強くなります。そのため、耐えられる程度の副作用で、治療の効果はできるだけあがるように投与量の基準が決められています。一人ひとりへの投与量は、体重と身長から割り出した体表面積あたりによって計算されます。

投与のサイクルも、薬の効果や副作用のあらわれ方を考え決められているものです。治療期間の途中で治療をやめてしまったり、投与間隔を守らなかったりすると、副作用でつらい思いをしたり、副作用を軽減したのに、十分な薬の効果が得られないことになります。体調管理を心がけ、最後まで決められた通りに治療を受けることが大切です。

知っとこ!

術前、術後に行われるおもな抗がん剤治療と使われる薬、サイクルなど

●FEC（またはCEF） F：フルオロウラシル E：エピルビシン C：シクロホスファミド	3週ごと4～6サイクル 3薬とも1日目に点滴	●CAF（またはFAC） C：シクロホスファミド A：アドリアマイシン F：フルオロウラシル	3週ごと6サイクル 3薬とも1日目に点滴
HER2陽性の患者さんに限り ●TCH T：ドセタキセル C：カルボプラチン H：トラスツズマブ	TとCは3週ごと6サイクルで終了 Hは初回から同時に3週ごとの点滴静注でハーセプチンを投与、計1年間	●AC A：アドリアマイシン C：シクロホスファミド	3週ごと4サイクル 2薬とも1日目に点滴
●EC E：エピルビシン C：シクロホスファミド	3週ごと４サイクル 2薬とも1日目に点滴	●TC T：ドセタキセル C：シクロホスファミド	3週ごと4サイクル 2薬とも1日目に点滴
●ドセタキセル	3週ごと4サイクル 1日目に点滴 ※A（アドリアマイシン）やE（エピルビシン）を含む治療のあとに追加で行われることが多い。 例　AC3週ごと4サイクル→ドセタキセル3週ごと4サイクル	●毎週パクリタキセル	毎週12サイクル 1日目に点滴 ※単独でも行われるが、A（アドリアマイシン）やE（エピルビシン）を含む治療のあとに追加で行われることも多い。

※アドリアマイシン（A）はドキソルビシンともいいます。

ちょこっとレクチャー

FEC療法の流れ例（聖路加国際病院の場合）

実際の治療では、３種類の抗がん剤に吐き気止めも加え、順番に点滴していきます。投与時間はおよそ2時間かかります。

●生理食塩水（血管を確保）
←
●吐き気止め投与（15～30分）
←
●エピルビシン投与（5～7分）
←
●シクロホスファミド投与（約60分）
←
●フルオロウラシル投与（約30分）
←
●生理食塩水（点滴管の中の抗がん剤を流す）

これを3週間ごとに4～6サイクルくり返します。家で内服するための吐き気止めや発熱した場合の予防的な抗菌剤も処方されるので、指示通りに服用します。

Data

薬の価格
（3割負担の場合）

FEC療法
1回2万7000円ほど
AC療法
1回1万円ほど
3週ごとドセタキセル
1回3万5000円ほど
毎週パクリタキセル
1回1万7000円ほど
※投与量は体重と身長から計算され、それによって費用も変わってきます。

抗がん剤は正常細胞にもダメージを与え、さまざまな副作用があらわれます

抗がん剤はがん細胞だけをうまく攻撃することができません。がん細胞を死滅させるくらいの効果を得るには、正常な細胞にも一時的に傷をつけてしまいます。とくに分裂のスピードが速い細胞は影響を受けやすく、活発に分裂している血液の細胞や、粘膜の細胞、毛根の細胞などがダメージを多く受けます。抗がん剤の副作用として、白血球の減少や吐き気、脱毛がよくみられるのはそのためです。

ほかにも、口内炎、爪の異常、下痢、貧血、むくみ、卵巣機能や肝機能などの障害ほかさまざまな症状があらわれます。また、白血球の減少から、風邪などの感染症にかかりやすくなったりもします。

必要以上に怖がらず、よく理解して治療を受ける

薬や、その組み合わせによってどういった副作用がいつごろ出るかは、ある程度わかっていますが、副作用の出方には個人差があります。強く副作用が出た場合には、薬の量を減らしたり、一時的に投与間隔を調整することも検討します。つらいときや、心配なことがあったら、遠慮せずに医師や看護師に相談しましょう。いつごろ、どんな症状が出たかをメモしておくとわかりやすく伝えられます。

抗がん剤による治療を必要以上に怖がってしまう人もいますが、最近では、治療と同様に副作用を抑える研究も進んできています。大切なのは、治療法をよく理解して治療を受けることです。そのために、病院でもていねいに説明をしてくれるはずです。まずは、どのような副作用が起こるのかを知りましょう。対策の方法もあらかじめ知っていれば、あわてずに対処できるでしょう。どんな副作用でも治療がすめば、おさまっていきます。

知っとこ! おもな副作用への対処法と注意

吐き気

おう吐に関係する神経や、胃腸の粘膜が刺激されて起こります。吐き気止めの薬を使用することで、抑えられるようになってきましたが、まだ多くの人にあらわれる副作用です。治療初日から起こる急性のものと、2〜7日目に出てくるものがあります。また、治療を思い出すことで症状があらわれる精神的なものもあります。

- 処方される吐き気止めはがまんせずに利用する
（効果があまり感じられないときは医師に相談を。違うタイプの薬が有効な場合もある）
- 食事は食べられるときにゆっくりとる（食事の工夫143ページ参照）
- 体をしめつけないようなゆったりした服装をする
- 強い香りのするものは避け、換気にも気を配る
- 吐き気がするときには安静に。冷たい水でうがいをしたり、深呼吸するのもよい
- 吐き気止めを使うことで便秘になる人がいるので、下剤をうまく活用して、便秘対策をする

脱毛

アントラサイクリン系、タキサン系のどちらも脱毛が起こりやすい薬です。治療をスタートしてから2〜3週間くらいで抜けはじめ、体毛や眉毛なども抜けることがあります。抗がん剤の投与が終われば、3〜6カ月後には、再び毛が生えてきます。

- 帽子やウィッグをあらかじめ用意しておく（162ページ参照）
- 治療前に髪を短くしておくと、抜けた髪が処理しやすく、精神的にもショックが少ない
- 脱毛は頭髪だけではなく眉毛やまつ毛も抜けることがあるので、化粧法を工夫する

骨髄抑制（白血球の減少、貧血、出血）

血液を作る細胞に影響があることから、治療開始後5〜7日目くらいから白血球が減少します。最も少なくなるのは2週間目くらいで、3週間目には回復します。白血球の値が低くなっているときには、感染症にかかりやすいので注意が必要です。

また、赤血球のヘモグロビンが少なくなることから貧血を起こしたり、血をかためる作用のある血小板が少なくなることから出血を起こしやすくなります。

- 細菌やウイルスに感染しないよう、外出から帰ってきたときや食事前、トイレのあとなどには、手洗いや、うがいをまめにし、体を清潔に保つ
- 白血球がいちばん減少している時期には、人ごみをできるだけ避ける
- 切り傷に気をつける
- 息切れや動悸、だるさ、めまいなど、貧血の症状が出たら、無理せずに休む
- 病院で行われる白血球などの検査をきちんと受ける
- 38℃以上の熱が出たり、貧血の症状や出血が続いたりするときは病院に

口内炎

口の中の粘膜がダメージを受け、ヒリヒリとしみる感じがしたり、ただれたり、歯ぐきがはれたりします。治療後、1週間から2週間で起こりやすい症状です。

- 歯磨きや、うがいで口の中を清潔にする
- 口の中が傷つかないよう、歯ブラシはやわらかいものにする
- 口の中が乾燥しやすくなっているので水分補給をまめにし、マスクを利用するなどして保湿する
- かたい食べ物、熱い食べ物、刺激物を避ける
- 抗がん剤の治療前に、歯科治療をしておくとよい
- ひどいときには、薬で治療する

しびれ（神経への影響）

タキサン系の薬では、神経に障害を起こすことがあり、手足がしびれたり、痛んだり、感覚がにぶくなったりします。そのため、文字を書く、ボタンをかけるといった作業がしづらくなることもあります。治療が終わってもしばらく症状が続きますが、少しずつ軽減していきます。症状がひどいときには、薬の量を減らしたり、治療を休んだりすることも検討されます。

- 感覚がにぶくなっているので、熱いものや刃物を持つときには、やけどや傷をおわないよう注意する
- 手ぶくろや、くつ下を利用して手足を保護する
- 転びやすいので、歩くときにつまずかないよう注意する
- 滑りにくいくつや、くつ下、マットなどを利用する

手足症候群

手のひらや足の裏が、チクチク痛んだり、ほてったり、赤くなったりする症状で、フルオロウラシルの副作用として多く起こります。

- クリームを塗って、保湿を心がける
- 長時間手足を温めないようにする
- できるだけ、手足を使う作業をひかえる

卵巣機能の低下（月経の停止）

抗がん剤は卵巣にも影響を与え、月経を停止させることがあります。シクロホスファミドの投与で多く起こり、まだ若い場合は、治療後月経が再開しますが、40歳を超えている場合、そのまま閉経することが多いようです。

- これから妊娠を望んでいる人は、治療前に主治医に希望を伝え相談する（80ページ参照）

味覚障害

味が感じられなくなったり、水を苦く感じたり、何を食べても同じ味に感じたりする味覚障害も抗がん剤の副作用にあげられます。治療後には味覚もだんだん戻ってきます。

- 味を感じる味蕾《みらい》に必要な栄養素の亜鉛が不足しないようにする

（亜鉛を多く含む食材は、牡蠣《かき》、牛肉、卵黄、大豆製品、チーズ、抹茶、ココアなど。亜鉛製剤を使用することもある）

- 唾液が不足しがちなので、水分の多い食品や、水分を多めにとる

（食事の工夫143ページ参照）

下痢・便秘

腸の粘膜がダメージを受けることで、下痢も起こしやすくなります。また、吐き気止めの薬には腸の動きを抑制する働きがあるため、副作用として便秘を起こすこともあります。

- 下痢、便秘どちらの場合も水分は十分にとる
- 下痢の場合は消化のよいもの、便秘の場合は繊維質のものをとる
- 下痢の場合は肛門を清潔に保つ

爪の異常

爪の変色、変形もドセタキセルやアントラサイクリン系の副作用としてよく起こり、爪の色が黒くなったり、表面がでこぼこしたり、厚くなったりします。ひどくなると、指先での作業がしづらくなります。治療を終えれば、次第にもとに戻ります。

- ベースコートなどを塗って、爪を保護する
- 爪を何かにひっかけないように、短くしておく

（ネイルケア166ページ参照）

よくあるハテナ

Q副作用が強く出ていれば薬が効いているということ？

A副作用のあらわれ方には個人差があり、副作用とがんに対する薬の効果はかならずしも比例しません。副作用が強いからといって、とてもよく薬が効いているとは限らず、逆に、副作用があまりひどくないからといって、薬の効果がないということもないのです。副作用はできるだけ抑えるように治療を進めます。つらい症状はがまんせずに、相談しましょう。

Image 外来でリラックスして受ける抗がん剤治療

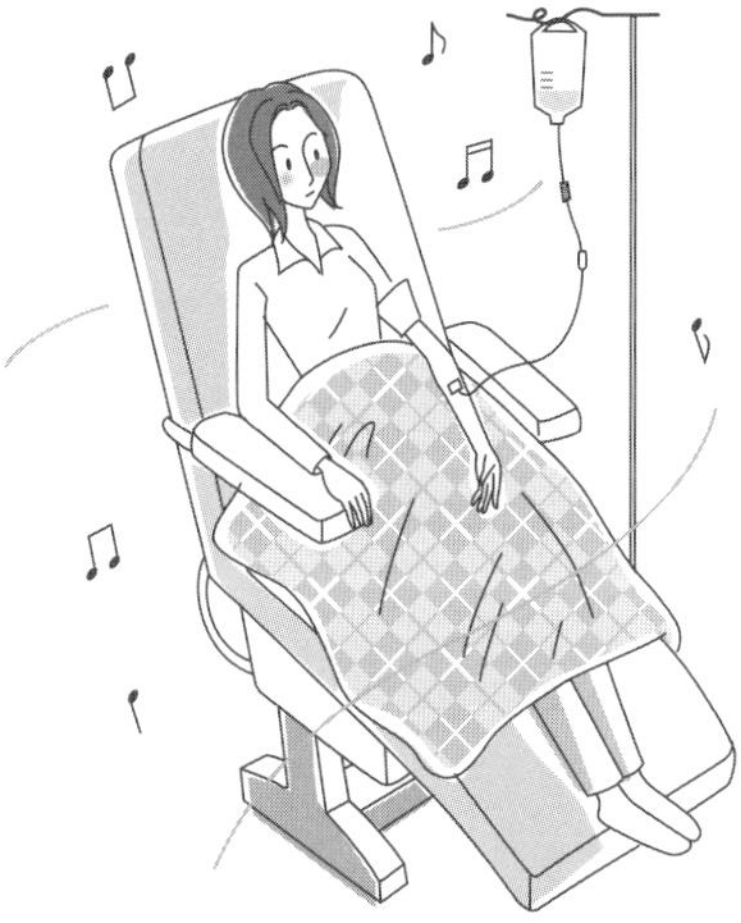

点滴は外来で行われることがほとんどで、リラックスして治療が受けられるよう、音楽が流れたり、テレビを視聴できたりする施設もあります。

心臓への影響

アントラサイクリン系の薬を使うと、まれに心臓にも影響を与えることがあります。治療が終わってから何年かしたころに症状があらわれることもあり、注意が必要です。薬の使用量が多いほど、また、高齢の場合に起こりやすいと考えられます。

- 動悸がする、息苦しい、体がむくむといった症状があるときは、すぐに主治医に相談する

血管痛

アントラサイクリン系の薬は血管に炎症を起こしやすいため、薬を投与した血管に痛みが出ることがあります。血管がかたくなって、血管のまわりがはれたり、腕の曲げのばしをすることや荷物を持つのがつらくなる場合もあります。点滴中に、血管を温めて広げるとよいとされています。

- 痛みが出たらしばらくその周辺を温めないようにしたり、冷やしたりする
- 痛みが続いたり、はれたりしたときは病院に

乳がんのツボ！ 点滴中の痛みに注意

点滴をしているときに抗がん剤が血管の外に漏れてしまうと、皮膚炎を起こすことがあります。アントラサイクリン系の薬は、少量でも漏れると皮膚に潰瘍《かいよう》などの障害を起こしやすい薬です。

点滴前に説明される注意点をよく聞いておき、針を刺したところが赤くふくらんできたり、強い痛みを感じたりしたら、すぐに看護師に連絡しましょう。

がん細胞がもつ特別な因子をねらって攻撃するのが分子標的治療です

がん細胞は勝手にどんどん増殖をしていきます。いったいどのように増殖していくのか、がん細胞がもつ特性を調べて、その特性分子をねらって攻撃しようというのが分子標的治療です。

分子標的治療薬は、分子標的治療に使われる薬で、がん細胞のもつ特性をねらって作用します。そのため、がん細胞に与える効果は大きく、正常な細胞への影響が少ないのが特徴です。乳がんでは、HER2というタンパク質を標的にした分子標的治療薬が使われています。トラスツズマブ（商品名・ハーセプチン）がその代表的な薬です。

HER2タンパクは、がん細胞の増殖をうながす働きをしていると考えられ、日本では乳がん全体の15～20％がHER2タンパクをもつHER2陽性のがんです。トラスツズマブはHER2タンパクに結合することでその働きをさまたげます。HER2陽性の乳がんは、がん細胞の増殖のスピードが速く、予後不良とされてきましたが、トラスツズマブの登場で予後が改善されるようになっています。

再発予防では抗がん剤とセットでの投与が基本

トラスツズマブは、はじめ、再発乳がんの薬として承認されました。その後、効果が確認されて、今では再発予防や、術前療法にも用いられています。手術後に行う再発予防のための治療では、トラスツズマブを抗がん剤と組み合わせて使用することでより効果があがり、再発のリスクを半分に減らすことがわかっています。そのため、現在は分子標的治療を行うときは、抗がん剤とセットで行うのが基本になっています。トラスツズマブの投与は3週間に1回、点滴で行い、1年間続けます。

知っとこ! トラスツズマブの投与の仕方

手術後に再発予防を目的として
投与される場合
3週ごとに1年間投与
1時間ほどの点滴

次の3つのいずれかのタイミングで、抗がん剤と組み合わされる。

- アントラサイクリン系の薬を使ったあとに投与
- タキサン系の薬を使ったあとに投与
- タキサン系の薬と同時に投与

※トラスツズマブとアントラサイクリン系の薬はどちらも心臓機能に影響が出るため、併用はしないことが多い。

ちょこっとレクチャー さまざまな分子標的治療薬

●ラパチニブ（商品名・タイケルブ）

HER分子には、HER2のほかにもHER1、HER3、HER4があり、HER2はほかの分子の影響も受け、がん細胞の増殖をします。ラパチニブは、HER2とHER1の働きを阻害する経口薬で、カペシタビンという抗がん剤といっしょに使われます。

●ペルツズマブ（商品名・パージェタ）

HER2がHER3とともに働くのを阻害し、がんの増殖作用を抑えます。トラスツズマブおよびタキサン系抗がん剤と併用されます。

●トラスツズマブエムタンシン（T-DM1）（商品名・カドサイラ）

トラスツズマブに抗がん剤のエムタンシンを組み合わせた新しい形の薬です。トラスツズマブと結合されたことで抗がん剤ががん細胞を選択的に攻撃し、がん細胞の増殖を抑えます。

●トラスツズマブデルクステカン（商品名・エンハーツ）

トラスツズマブエムタンシンと同様に、トラスツズマブに抗がん剤のデルクステカンが結合した構造になっています。抗がん剤やトラスツズマブエムタンシンで治療後、進行した場合に使用します。

●ベバシズマブ（商品名・アバスチン）

がん細胞が栄養や酸素を得るために自分のまわりに新しい血管をつくるのを阻害して、がん細胞の増殖を抑える「血管新生阻害剤」と呼ばれる薬です。抗がん剤のパクリタキセルと併用されます。

●エベロリムス（商品名・アフィニトール）

がん細胞の増殖や生存に対して重要な役割を担っているmTORという物質の働きを阻害し、がんの進行を抑える経口薬です。アロマターゼ阻害薬のエキセメスタンと併用されます。

●オラパリブ（商品名・リムパーザ）

PARPという分子の働きを阻害し、がん細胞を死滅させます。BRCA1遺伝子あるいはBRCA2遺伝子に生まれつき変異があることで発症した乳がんに効果があります。

分子標的治療薬にも副作用がある

正常な細胞にあまり影響を与えない分子標的治療薬ですが、初回投与時に、発熱しやすいという副作用があります。トラスツズマブを投与した人の40％ほどに起きるもので、点滴後24時間以内に発熱がみられます。点滴中に寒気を感じ、発熱する人もいます。この症状は初回投与のときだけで、２回目からはほとんど起こりません。起こっても軽いものです。

大きな副作用としては、心臓の機能に影響を与えることがあげられます。２〜４％程度の人に起こり、心臓機能が低下してくると階段をのぼっただけで息苦しくなったり、疲れやすくなったり、手足がむくんだりします。薬の投与をやめれば心臓機能は回復するので、症状があらわれたときは治療を中断します。治療中は観察を怠らないことが必要です。

副作用ではありませんが、分子標的治療薬は高価で、費用の負担がふくらむことも問題です。医療制度などを上手に利用しましょう（186ページ参照）。

ちょこっとレクチャー　トラスツズマブの副作用

●初回投与時の発熱

解熱剤を使って対処。様子をみるため短期入院して初回投与を行うこともあります。

●心臓機能の低下

治療前と治療中に心臓機能の検査を行い、機能低下がみられたら治療を中断します。

Data　薬の価格（３割負担の場合）

トラスツズマブ（３週ごと１年）

１回目5万〜 7万円ほど

２回目以降3万5000 〜 5万円ほど

※体重によって投与量が決まり、費用も変わってきます。

※１回目は２回目以降より投与量が多く、治療費も高くなります。入院して投与した場合、入院費用が別途必要です。

column 9

開発が進められている治療方法

乳がんには標準治療にはなっていない開発段階の新しい治療法もあり、いま現在も、いろいろな治療法が開発されています。

ただし、そうした治療法は一部の施設でしか行われていないことが多く、まだ確実な効果が十分に示されているとはいえません。試験段階の治療なので、臨床試験、治験などで治療を受けるようにしましょう。

保険診療が認められていないこれらの治療は自費のため、高額な医療費が必要です。体に負担のない最優先の治療にみえても、効果が不十分な場合もあります。

●非切除凍結療法

がん細胞を凍らせて、死滅させる方法です。超音波のモニターで確認しながら、がん細胞に針を刺してガスを送り凍らせます。乳房を切除せずにすみ、傷も針の穴だけです。体に対する負担が小さいので、外来での治療も可能になりますが、実際に長期間がん細胞が死滅しているかなど、まだ確認試験が必要です。

●ラジオ波熱凝固療法（RFA）

超音波のモニターを見ながらがん細胞に針を刺し、ラジオ波を流して熱でがん細胞を焼き切る方法で、乳房に傷がつかず、治療も短時間ですみます。しかし、治療の範囲を正確に見極めておかないと、がん細胞が広がっていたときに熱が十分に伝わらず焼き切ることができません。そのため、局所再発の可能性が高いことが問題です。適応も含め、研究が行われています。

●重粒子線治療

放射線療法で通常使うX線にかえ、重粒子線を照射する方法です。がん細胞を破壊する力が強く、深部にあるがん細胞にも効果があり、正常な細胞へのダメージは小さく抑えられます。照射の回数が少なくてすみ、治療期間も短く、副作用も軽くなります。ただ、大がかりで高価な装置が必要なため、行える施設が限られています。高い技術で慎重に行う必要がある治療法です。乳がんの初期治療での役割は、研究での検討が行われています。

手術で乳房を切除しても乳房再建で新しい乳房を作ることができます

乳がんの手術で失った乳房を再び作りなおすのが乳房再建です。完全にもとに戻るわけではありませんが、ぱっと見ただけでは、左右どちらを再建したのかわからないような乳房ができるほど技術も進んでいます。片方の乳房を失うと、精神的な喪失感とともに、バランスが悪くなったり、温泉に入りづらくなったり、着る服に制限ができたりと、生活の中でも不便なことが起こりがちです。乳房を再建することでそうしたわずらわしさがなくなれば、充実した生活を送るために大きな価値があります。

また、乳房温存療法ができても、手術後、乳房が変形してしまうことがあり、とても失望する人もいます。そのような場合にも乳房の形や、左右の乳房のアンバランスを整えるために再建が行われます。ただし、放射線療法を行っていると皮膚がかたくなっているために、再建が難しいこともあります。

再建を行う形成外科医と相談をすることが大切

再建は行う時期によって、一次再建と二次再建に分けられます。乳がんの手術と同時に行うのが一次再建、手術後期間をあけてから行うのが二次再建です。再建の方法としては、自分のおなかや背中の組織を使う自家組織による再建と、人工乳房を使って行う再建があります。

再建を考えるときは、乳がんの手術を行う前から、がんの切除の方法や、再建の時期、方法を検討していくことが望まれます。再建は、乳腺外科医ではなく形成外科医が行うため、本来なら形成外科医の説明を聞いて相談するのがいちばんです。乳房再建外来を設ける病院も多くなっています。まずは、主治医に再建について相談してみましょう。

知っとこ！

乳房再建の時期と方法

時期

一次再建	二次再建
乳がんの手術と同時に行う。	乳がんの手術後、期間をおいて行う。

方法

自家組織による再建
自分の腹部や背中の皮膚、脂肪などを移植して乳房のふくらみを出す。

- →腹直筋《ふくちょくきん》皮《ひ》弁法《べんほう》
  腹部の皮膚、脂肪、筋肉の一部を移植する。
- →広背筋《こうはいきん》皮弁法
  背中の皮膚、脂肪、筋肉の一部を移植する。
- →深下《しんか》腹壁動脈《ふくへきどうみゃく》穿通《せんつう》枝《し》皮弁法
  腹部の皮膚、脂肪を移植する。

人工乳房（インプラント）による再建
人工乳房を埋め込んで乳房のふくらみを出す。

- →単純人工乳房挿入法
  大胸筋の下に、直接人工乳房を挿入する。
- →ティッシュエキスパンダー法
  エキスパンダーで皮膚をのばしたあと、人工乳房と入れ替える。

ちょこっとレクチャー

一次再建と二次再建のメリットとデメリット

【一次再建】

メリット
- 乳房を失った喪失感を感じなくてすむ
- 手術の回数が少なくてすむ

デメリット
- 手術や治療のことを考える中で、再建についてゆっくり考える時間がない

【二次再建】

メリット
- 再建について、落ちついて検討できる
- 手術後何年たっても行える
  （早めのほうが痛みは少ない）

デメリット
- 手術後しばらく、乳房を失った喪失感がある
- 手術の回数が増える

【一次再建ができないケース】
- 手術を受ける病院が再建に対応していない
  （一次再建では乳腺外科医と形成外科医の協力態勢が必要）
- 放射線療法を行う可能性がある

自家組織による再建、人工乳房による再建、それぞれの特徴を知って再建法を選びましょう

自分の組織を使う方法と、人工乳房を使う方法、どんな再建の方法をとるかは、乳がんの手術の方法や、乳房の大きさ、皮膚や組織の状態、体型、本人のライフスタイル、希望などを考え合わせて検討されます。それぞれの方法がもつメリット、デメリットをよく理解しておくことも必要です。合併症などの危険も知り、注意点を守るようにしましょう。

再建は、医師の技術によっても仕上がりに差が出ます。自分で形成外科医をさがすときには、乳房再建を専門としているかどうか、行っている再建数、今までの手術例の写真などを確認しましょう。得意とする手術法、すすめる手術法も医師によって違ってくるでしょう。左右の乳房のバランスをとるためには、一度の手術ではすまずに、健康なほうの乳房を少しふくらませたり、位置を上げたりといった調節をしていくこともあります。希望を聞いて、それにこたえていってくれる医師を選ぶことが、満足のいく再建につながります。

乳輪、乳首の再建は乳房再建のおよそ1年後

乳房切除術では乳輪や乳首まで切除することがほとんどですが、乳房再建では乳房のふくらみを再建するだけです。乳輪、乳首の再建を希望する場合は、乳房の再建からおよそ1年後、再建した乳房の形が安定したころに行います。

もう片方の乳房の乳輪、乳頭が大きければ、それを半分移植することができます。それができないときには、乳輪は入れ墨や、鼠径《そけい》部の皮膚を移植したりして作り、乳首はその部分の皮膚を切って立体的に立ち上げることで作ります。入れ墨の染料は自費ですが、原則として保険が適用になります。

知っとこ！

再建の二つの方法1
自家組織による再建

自分のおなかや背中の組織を使い、乳房を作ります。人工物を体に入れることに抵抗がある人、放射線療法をした人、これからする可能性のある人に向いています。

●腹直筋皮弁法

腹部の皮膚、脂肪、筋肉の一部を移植します。脂肪組織を大きく取れるので、乳房の大きな人にも対応でき、おなかもすっきりします。以前腹部の手術をしたことのある人、これから妊娠・出産を望む人には適しません。

●深下腹壁動脈穿通枝皮弁法

筋肉は残してダメージを少なくし、腹部の皮膚と脂肪を移植する方法です。脂肪に微少血管をつけたまま採取し、その血管を胸の血管につなぐため、高度な技術が必要です。

●広背筋皮弁法

背中の皮膚、脂肪、筋肉の一部を移植します。乳房の小さい人に向き、ボリュームが足りないときには人工乳房を併用することもあります。また、温存手術で乳房が変形した人にも行われます。腹直筋皮弁法よりは、痛みが早くとれます。

腹直筋皮弁法

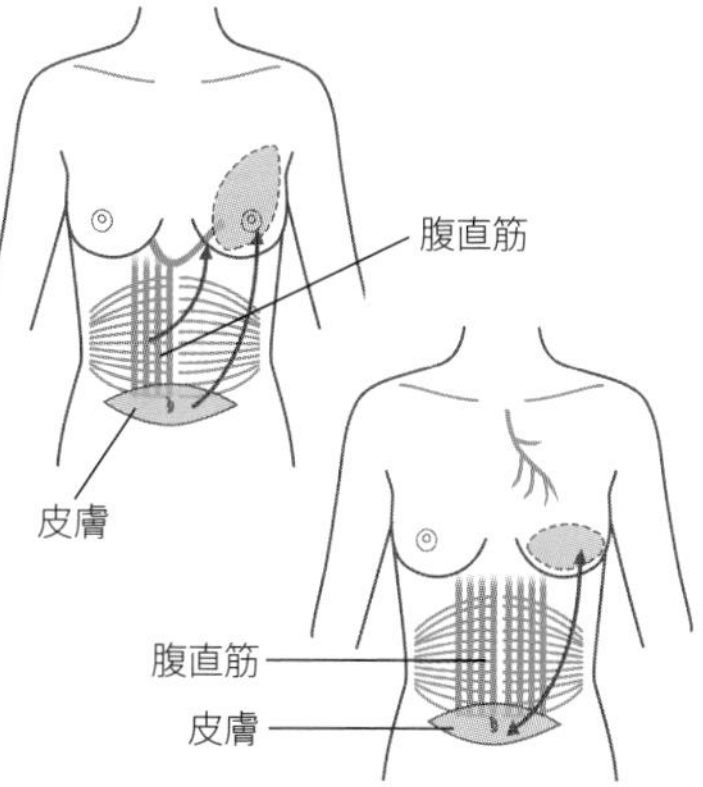

深下腹壁動脈穿通枝皮弁法

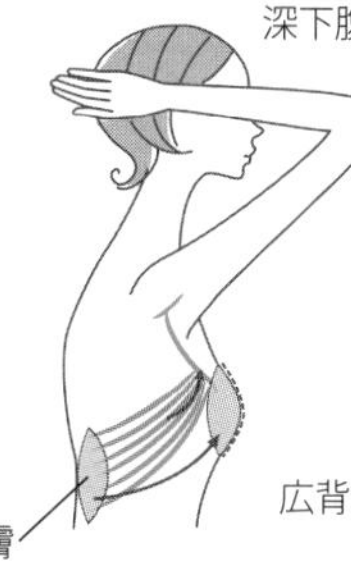

広背筋皮弁法

メリット
- 形が整えやすい
- やわらかく、触ったときにあたたかい乳房ができる
- もう一方の乳房同様、年齢とともに変化する
- 放射線療法後も適応
- 免疫反応が起きない

デメリット
- 手術後は腹部や背中が痛み、傷が残る
- 手術に4〜8時間と長時間かかる
- 2週間ほど入院が必要
- 体にかかる負担が大きく、社会復帰までに時間がかかる

合併症などの注意点
- 腹直筋を使った場合、腹筋が低下し腹壁瘢痕《はんこん》ヘルニアを起こす可能性がある
- 血流が悪化すると、ごくまれに、移植した組織が壊死することがある
- 背中の組織を使った場合、移植した筋肉が時間とともに萎縮することがある

Data

自家組織を使った再建の費用（3割負担の場合）
30万〜40万円ほど

知っとこ!

再建の二つの方法 2

人工乳房（インプラント）による再建

人工乳房を埋め込んで、乳房を作ります。体に負担をかけずに手術できることが大きな魅力で、忙しい人に向いています。現在多く使われているコヒーシブシリコンという人工乳房は、破損しても中がとび出さないような安全なものになっていて、感触も自然です。再建後は定期的に検診に通って、チェックを受けます。

●ティッシュエキスパンダー法

一次再建の場合は乳がんの手術時に、二次再建の場合は初回にティッシュエキスパンダーという皮膚をのばす器具を入れます。１カ月ごとに生理食塩水をエキスパンダーの中に足していき、およそ半年かけて皮膚をのばします。乳房のふくらみができるまでのびたら、人工乳房と入れ替える手術をします。

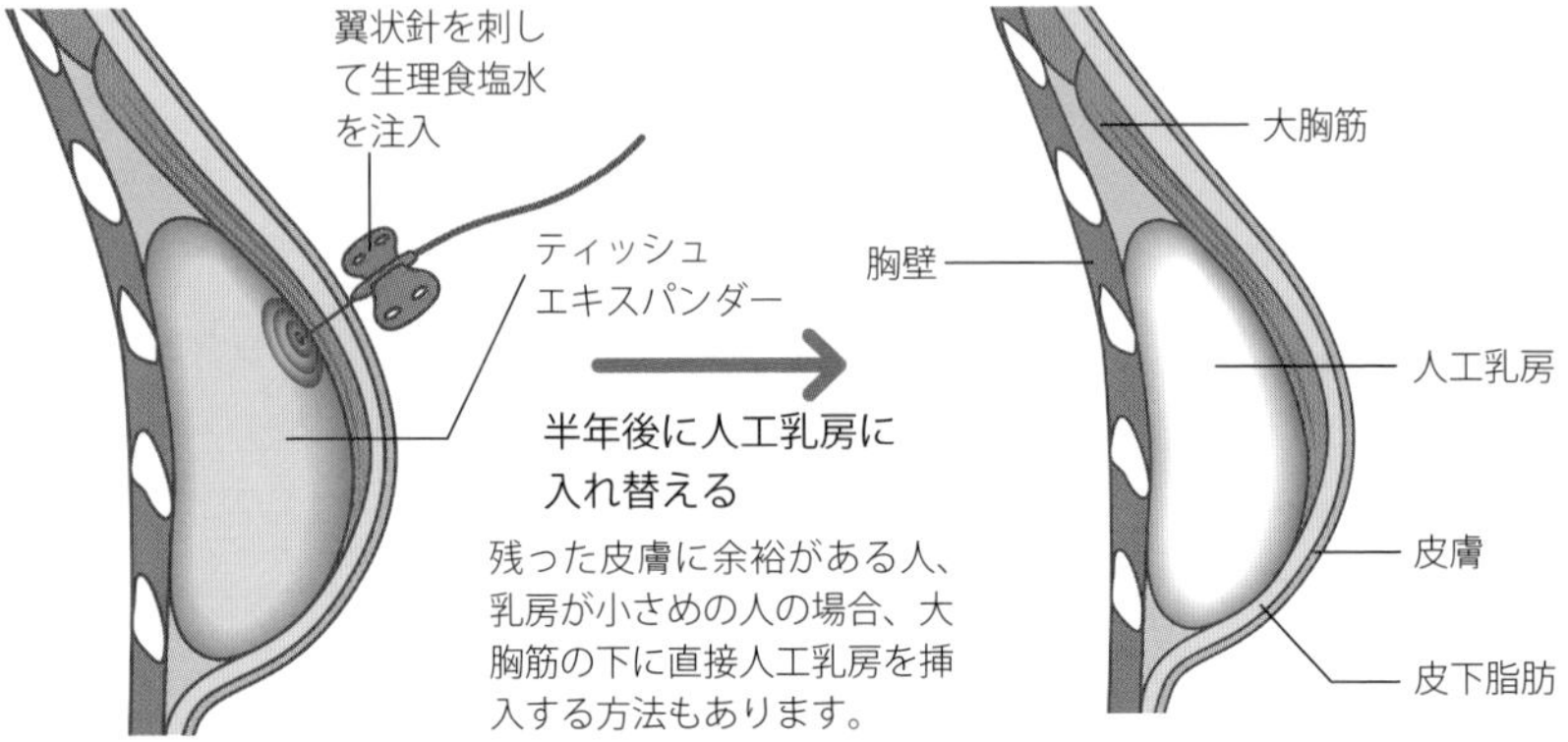

残った皮膚に余裕がある人、乳房が小さめの人の場合、大胸筋の下に直接人工乳房を挿入する方法もあります。

メリット

- 30～60分ほどの手術で、日帰りも可能
- 体にかかる負担が小さく、社会復帰まで早い
- 乳房以外に傷ができない

デメリット

- 手触りがややかたく、冷たい感じがする
- 年齢による変化がないので、もう片方の乳房と差が出てくる
- 感染症などのリスクがある
- 大胸筋が残っていないと適応できない
- 放射線療法後は適応が難しい
- エキスパンダー挿入中、MRIは受けられない
- インプラントを入れていることにより、リンパ腫を発症するという報告もある

合併症などの注意点

- エキスパンダーの挿入中には感染症が起こりやすく、ひどい場合にはエキスパンダーを取り除く
- 体に入った異物への防御反応で、被膜拘縮を起こすことがある
- 人工乳房が回転することがある

Data

人工乳房を使った再建費用（3割負担の場合）
ティッシュエキスパンダー挿入術
＋人工乳房に入れ替える手術
＝約50～55万円
※乳房切除と同時に行わず、後日、再建手術をする場合（病院・クリニックにより異なる）

よくあるハテナ

Q人工乳房を入れると、再発したときに見つけづらくないの？

A人工乳房を入れていても、超音波検査もマンモグラフィも問題なく受けることができます。画像に映っても、しこりを見つけるのを邪魔することはありません。もし、局所再発したとしても、再発は人工乳房を埋め込んだ大胸筋の上で起こるので、治療にも影響することはありません。ただし、エキスパンダーには金属が入っているので、エキスパンダーをしているときだけはMRIを受けることができません。

Qおなかや、背中の組織を使うとどんな傷が残りますか？

A腹直筋皮弁法や深下腹壁動脈穿通枝皮弁法で手術をすると、下腹部に30cmくらいの傷ができます（①）。広背筋皮弁法では、肩甲骨のあたりに15cmくらいの傷ができます（②）。

①

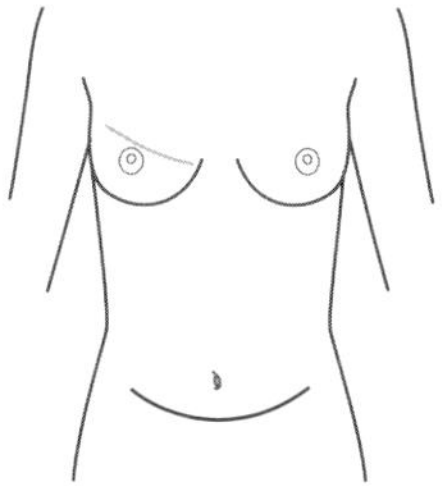

②

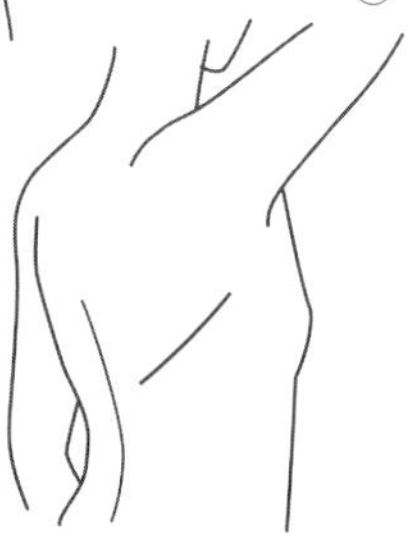

Q被膜拘縮はどうすれば防げるの？

A被膜拘縮《ひまくこうしゅく》を起こすと、乳房がかたくなり変形してしまいます。痛みを伴うこともあって、ひどくなった場合は被膜を破いたり、人工乳房を取り出す手術をします。現在使われているコヒーシブシリコンでは拘縮を起こすことは少なくなりましたが、予防のためにはマッサージなどをして動かすことが大切です。やせている人や、手術後乳房に残っていた脂肪組織が少なかった人、エキスパンダーの挿入中に感染症を起こした人などは、被膜拘縮のリスクが高いのでとくに注意が必要です。

※人工物を体内に入れたとき、その異物のまわりに「被膜」ができる。この被膜が縮んで変形することを「被膜拘縮」という。

乳がんのツボ！

新しい再建の方法も

脂肪になる能力がある細胞を脂肪幹細胞といいます。自分の腹部や太ももからとった脂肪から、この脂肪幹細胞を取り出し、脂肪といっしょにして、変形した乳房のへこみを埋めるように注入する方法が研究されています。新しい血管がつくられやすく、ふわふわとした自然なふくらみをつくることができますが、長期的な成果はいまだ検討中です。

column

10

免疫チェックポイント阻害薬の乳がんへの効果は限定的で、これからに期待

体の中の異物（自分とは異なるもの）を排除して、体を守ろうとするしくみが「免疫」です。免疫にはもともとがん細胞を排除する働きがあります。この働きを利用して治療しようとするのが、がん免疫療法です。

さまざまな機関で研究が続けられていて、免疫療法には多種多様なものがあります。しかし、乳がんに対して科学的に有効だと証明された免疫療法は、現在のところありません。治療効果や副作用が科学的に明らかになっていないにもかかわらず、高額な治療費がかかる免疫療法も少なくないのが現状です。

●新しく承認された免疫チェックポイント阻害薬

近年になって、免疫療法に新薬が登場しました。免疫細胞がよけいなものまで攻撃しないようにブレーキをかけている物質があります。この物質の働きを抑え、ブレーキをはずすことで免疫力を上げる「免疫チェックポイント阻害薬」という薬です。

がん細胞は自分が攻撃されないように、免疫のブレーキをかける物質をつくることがわかっています。免疫チェックポイント阻害薬はこの物質の働きを邪魔して、免疫にかかっているブレーキをはずし、免疫細胞ががん細胞を攻撃するようにします。

日本では「ニボルマブ」「ペムブロリズマブ」など6種類の免疫チェックポイント阻害薬が承認され、主に悪性黒色腫、腎細胞がん、非小細胞肺がんに使われていますが、様々ながん種に適用されるようになりました。

●効果あるが注意も必要

免疫チェックポイント阻害薬は、がんの種類を問わずに効果が期待でき、乳がんでも臨床試験で有効性が実証され、トリプルネガティブ乳がんで転移がある場合、PD-L1陽性の方に応用されるようになりました。またそれ以外の乳がんにおける適用方法も臨床試験が進んでいます。

期待は高まりますが、がんに対する免疫だけでなく、さまざまな臓器に対しても免疫細胞が攻撃をし、さまざまな副作用が起きることが知られています。重篤な副作用もあり、対応を誤れば死亡するケースもあります。薬価が高額なことも課題で、有効な使い方が検討されています。

Part 4

どのように生活すればいいの？

適度な運動や肥満にならない食生活など、研究により再発リスクを減らすために必要なことがわかってきました。治療中に起こりうるさまざまな問題を知り、少しでも自分らしくリラックスして暮らすための方法を考えていきましょう。

できることから始めましょう

「治療中、何に気をつけて生活すればいいですか？」

患者さんによく尋ねられる質問です。「何を食べてはいけないのでしょうか」「何をしてはいけないのでしょうか」。

ダメダメダメを知りたがる患者さんが多いようです。それよりも、「できること」を考えていくほうが、気持ちも前向きになることが多いと思います。

医学がめざましい発展をとげた今日、がんは治療しながら、あるいは治療を終えたあとも、検診などでつきあう時間が長い病になりました。ひと昔前は、「不治の病」といわれていましたが、最近では、慢性疾患として位置づけられることもあります。

治療をひと通り終えたら、まずは「自分らしさ」を取り戻すよう努力してみてください。もちろん、すっかりもとの自分、もとの生活というわけにはいかないかもしれません。でも、自分の中の主軸の部分は、治療後も変わっていないのです。その主軸の部分と、まずは向き合いましょう。自分の中にある大切なものまでがんに奪われる必要はありません。

病気の治療を通して、あなたは多くの人のやさしさに触れたことでしょう。それまで何とも思わなかったことにも感動する場面があったかもしれません。美しいと思わなかった風景が、心から美しく思われ、癒されたこともあったのではないでしょうか。

ひとつずつ、感謝することを数えてみてください。そして、できることから始めてみましょう。たとえば次のように、日常生活のなかで心がけることを、「1、2、3、4、5」と、覚えやすいようにまとめ、指針とするなども得策です。

1. 一年に1回乳がん検診
2. 一日に20分の笑い
3. 一日に30分の運動
4. お酒は一週間に4杯まで
5. 一日に野菜や果物を5品目

体力低下や副作用の影響に備えて日々の家事を工夫しましょう

何がつらいのかを知って家族にもサポートを頼む

まずは、体がどんなふうに動きづらいのか、何がつらいのか、逆に、どのような動きならばできるのか、どうしていれば楽なのかを自分でもよく知るようにしてみましょう。そうすると、作業の工夫もしやすくなるはずです。

家族には、体調が悪く、今までとは同じように家事がこなせないということを説明し、理解してもらいましょう。家事の分担を頼めればそれにこしたことはありません。作業を整理して、つらい部分を手伝ってもらえるようにするとよいでしょう。

使う道具を工夫したり、機械ができる作業は機械にまかせたり、掃除・洗濯の代行など、外部のサービスを利用するのも負担を軽くする方法です。

手術後、いざ日常生活に戻ろうと思っても、腕が上がりづらくて洗濯物を干すのがつらくなったり、指先がしびれて冷たいものが持てなくなったり、物忘れから考えられないミスをしたり……。体力の低下や、傷の痛み、薬の副作用から、今までなんの不自由もなくできていた作業の一つひとつにとても苦労することがあります。思ってもみなかった事態に、情けなくなったり、いらだってしまったりする人もいるかもしれません。

でも、日々を過ごすうちにそんな状況にもだんだんと慣れていきます。そして、そんな状況はどれも一時的なことで、時間はかかるかもしれませんが、いつか必ずよくなります。しばらくの間は今まで通りにはできないと割り切って、完璧にやろうと考えないようにしましょう。どうしても必要なことだけをし、無理をしないことが大切です。

知っとこ! 家事の工夫　私の場合

味見ができなくて……

➡市販の合わせ調味料を利用

味がよくわからなくなってしまい、家族から味つけにブーイングが。そこで、市販の合わせ調味料を使うことにしたらなかなか好評。調理も楽なので、いろいろなものを楽しんだ。

うっかり入れ忘れ防止に……

➡材料ははじめに並べておく

冷蔵庫に用意しておいた肉を入れ忘れてカレーを作ってしまい、それ以来、料理番組のように、はじめに使う食材をトレーに並べて用意しておくようにした。入れ忘れもなくなった。

包丁が使いづらいので……

➡カット野菜、キッチンバサミを使う

包丁が持ちづらくてうまく力が入らず、冷たいものを持つのもつらいため、野菜はおもにカット野菜を使うと決めてしまったら気持ちも楽に。包丁が使えないときには、キッチンバサミもとても便利だった。

小さいものがうまくつかめず……

➡洗濯ばさみを大きなものに

指のしびれで、洗濯ばさみがうまく使えず、洗濯のたびにイライラしてしまい、大きめの洗濯ばさみを使うようにしたところ少しはましになり、ストレスも改善。

二重に買ったり買い忘れたりを防止……

➡必ずメモを持って買い物に

すでに買ってあるのに忘れてしまって家に牛乳が何本もたまったり、その逆に必要なものを買い忘れたりと失敗が続いたため、買い物に行くときは必要なものをメモして行くことを徹底。買い物時間の短縮にもなった。

重たいものを出さずに……

➡ハンディタイプの掃除機を

掃除機を出すのも重くてつらかったので、掃除機はハンディタイプのものに。基本は、使い捨てシートを使うモップや、モップつきのスリッパの掃除ですますことにしていた。

ちょこっとレクチャー　車の運転は日常生活に慣れてから

重たいものを持つことができないので、車を使って買い物ができると便利です。ただし手術後は動作がゆっくりになっているので、とっさの対応が遅れがちです。

振り向いたり、体をひねったりしづらいこともあるので、車を運転するのは日常生活の動作に慣れてからのほうが安心です。自転車に乗るのも、しばらく自分の体の様子を見てからのほうがよいでしょう。

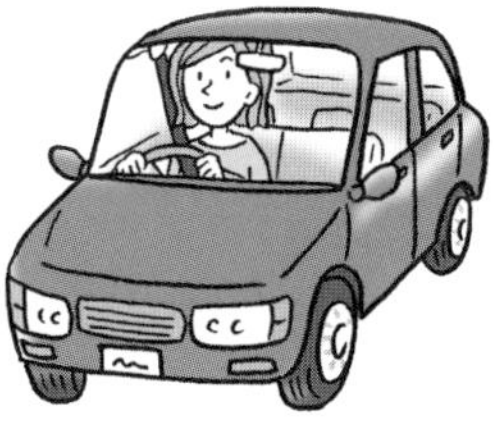

食欲がなくなったり、過剰になったり、食欲の変化に応じた方法をとりましょう

食欲がなく食べられないときは、アイスキャンディーのような口の中でとけるもので、口をうるおしてみましょう。口に物を入れることで食欲が出てくることがあるからです。のど越しのよいゼリーや、しっとりしたバームクーヘンなど、食べられるものならなんでもよいので、一口だけでも食べるようにしましょう。絶食状態が続くと腸内環境を悪くします。腸に何かしら送り込んでおくことが大切です。

体重があまり減ると体力が低下します。食欲不振から体重が減ってきてしまったら、エネルギー量やたんぱく質量が高い食品をプラスして、栄養を補う方法も試してみましょう。

食欲過剰のときはよくかんでストレスを緩和

ストレスがたまってくると、その代償として「食べる」という行為に走りがちで、いくら食べても気持ちが満足しません。食欲が過剰になっているときは、ストレスがたまっているのかもしれません。そんなときは、かみ疲れるくらいよくかんで食べることをおすすめします。一定のリズムで同じ動きを繰り返す「かむ」という行為は、脳内伝達物質のセロトニンの分泌をうながします。セロトニンはストレスを緩和し、心を安定させる働きがあります。

ウォーキングを日課にしたり、趣味を楽しむなど、自分に合ったストレス解消方法を探すことも大切。ウォーキングもリズム運動なので、セロトニンを増やす効果があるとされます。

食欲不振のときも、過剰のときも、自分だけではうまく改善する方法が見つからないときには、主治医や栄養士に相談して、食欲をコントロールする方法についてアドバイスを受けましょう。

column 11

抗がん剤治療中の味覚障害&食欲不振ケア

抗がん剤治療中は、個人差がありますが、副作用として味が変わって感じたり、食欲がなくなったりすることがあります。

この感覚が生涯続くのではないかと不安に思うかもしれませんが、味の感じ方は少しずつ慣れてきます。また、治療が終われば元の味覚に戻るので、上手に工夫してのりきりましょう。

味覚障害時のアドバイス

●味が薄い、味がない

一時的に塩分に鈍感になることがあります。だしをきかせる、梅干し、レモンや酢で酸味をきかせる、しょうがやカレー粉など香辛料をきかせるなどで、味にめりはりをつけましょう。

●甘みを強く感じる

砂糖やみりんを控え、酸味をプラスしましょう。トマトケチャップも控えましょう。

●塩・しょうゆが苦く感じる

薬っぽい味や金属のような味に感じることがあります。塩味を控え、酸味や香辛料で味をはっきりさせましょう。

●苦みを感じる

食べ物すべてに苦みを感じるときは、だしをきかせた汁物にしたり、すぐにのどを通過してしまう麺類にしたりすると、あまり苦みを感じなくてすみます。

食欲がないときのアドバイス

●朝のワンドリンク習慣を

起き抜けの飲み物は、胃を目覚めさせてくれます。水でもお茶でもよいのですが、オレンジジュースやヨーグルトドリンクなどの酸味の刺激は、唾液や胃液の分泌をうながすのでよりおすすめです。

●おもちを主食に選ぶ

おもちは少量でエネルギーが高いので、食欲のないときの主食に最適です。野菜を入れたおぞう煮にすると、食べやすく栄養バランスもとれます。

●たんぱく質を積極的に

食欲がないときは、肉や魚を敬遠するため、たんぱく質が不足しがちです。とうふや納豆などの大豆製品、チーズやヨーグルトなどの乳製品、卵料理など、意識してたんぱく質をとるように心がけましょう。

気がかりな食事療法や食材について情報にふりまわされないことが大切です

がんによい食事療法といった情報がインターネット上に多く見られます。効果があると言われれば、それを試したくなるのは当然でしょう。しかし、たとえば、炭水化物を極端にカットしたり、脂質やたんぱく質を制限したりなどの食事療法を自己流で行うと、低栄養が原因で筋肉量が減り、体力が落ちて、治療に心と体がついていけなくなることがあります。

女性ホルモンのエストロゲンとよく似た構造をしている大豆イソフラボンに関しては、最近の研究結果では、その摂取によって乳がんの発症リスクと再発リスクが下がる可能性があるとされています。しかし、いくらイソフラボンがよいといっても、過度の摂取でエネルギーオーバーになり体脂肪が増えると、再発リスクが高くなります。

かつて乳がんの発症リスクを高めるとも、低めるとも、さまざまな情報があった乳製品は、現時点では再発リスクとの関連性は認められていません。

食品の評価は変わることもバランスのよい食事を心がける

がんの発症や再発予防に、絶対に効果があるという食材はないと考えてよいでしょう。今日はよくても、翌日には「効果が期待されない」との研究報告があることもあります。体によいとされるものを見つけ出し、そればかりを摂取するのは危険です。

エビデンスがあり効果が認められているのは、運動をして筋肉を保ち、体脂肪を増やさないこと。そのためには、主食、肉、魚、卵、大豆製品、乳製品、野菜、果物を組み合わせてバランスのよい食事をし、エネルギー摂取を適正にして体重を一定に保つようにすることです。

知っとこ! アルコール飲料の摂取の影響

１日にジョッキ１杯程度のビールや、１合程度の日本酒などの飲酒はそれほど高いリスクにはならないという報告もありますが、それ以上の飲酒はほぼ確実に乳がんの発症リスクを高めることがわかっています。しかし再発リスクと死亡リスクに関しては、現時点では、リスクを増加させる可能性は低いと考えられています。とはいえ、飲酒により、治療を受けていないほうの乳房の乳がん発症リスクや、ほかのがんを発症するリスクは高くなるので、やはり飲酒は控えめにするに越したことはありません。

お酒の好きな人にとって、お酒が飲めないというのは、生活の楽しみをひとつ奪われてしまうことになるでしょう。飲酒は飲む量を控え、たまに少量を楽しむ程度にしましょう。発症リスクを考えると、１週間にビールならばジョッキ４杯と考えられています。最近ではノンアルコールのビールやカクテルなども販売されています。アルコール摂取量を減らすためには、これらも上手に活用するとよいでしょう。

どうしても飲みたい人へ

１日の飲酒量の許容めやす

ビール	中ジョッキ１杯(500ml)
日本酒	1合(180ml)
焼酎	2/3合(120ml)
ワイン	ワイングラス２杯(200ml)

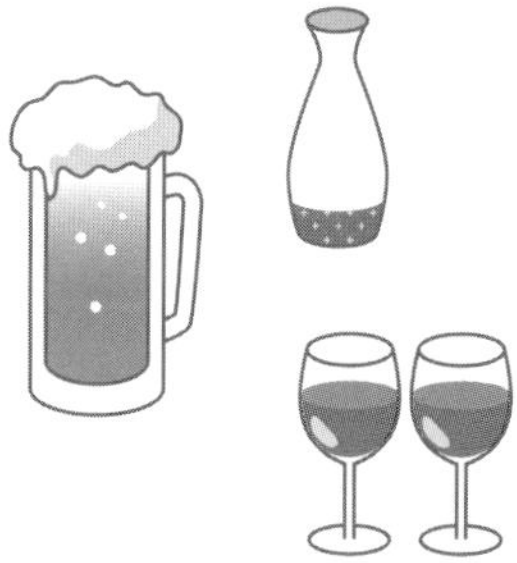

ちょこっとレクチャー

健康のためには禁煙を

喫煙が乳がんの再発におよぼす影響についてははっきりとしていません。しかし、乳がんの発症リスクを高めることはほぼ確実とされており、再発にも多少の影響があると考えられています。

たとえ再発のリスクを高めることにはつながらなくても、肺がんのリスクを高める、血管に血栓ができやすくなる、骨粗鬆症の危険因子にもなるなど、喫煙は健康にさまざまな悪影響をおよぼすことが明らかです。喫煙をしていて、体によいことはありません。ぜひ禁煙するべきです。

自分で禁煙できない人は、禁煙外来を設けている病院もあるので利用してみるとよいでしょう。

手術後の性生活はパートナーとのコミュニケーションが大切です

乳がんの発生や進行に女性ホルモンが大きく関係していることから、セックスすることで女性ホルモンの分泌が活発になり、再発リスクが高くなるのではと考える人は少なくありません。しかし、セックスと再発リスクには関係はなく、基本的に手術後、傷の痛みがなくなれば性生活を再開してもかまいません。

ただし抗がん剤などの薬物療法や放射線療法を行っているときは、副作用で体調が悪い日が多いこともあるでしょう。また手術した側はふれられると不快に感じたり、薬の影響で腟が乾燥して性交痛が起きるなど、体の変化も起こりがちです。

性生活については、話をきりだしにくいこともあるかもしれませんが、パートナーに自分の体調の変化を伝え、術後早い時期にお互いの気持ちをよく話し合っておくことが大切です。

月経が止まっているときも避妊は必要です

抗がん剤治療を行っている間は、その副作用でほとんどの人が無月経になります。年齢によってはそのまま早期閉経になってしまうこともありますが、治療終了後に月経が戻れば妊娠も可能になります（80ページ参照）。

ただしホルモン剤は胎児に奇形が出る危険性があるので、服用をやめても2カ月間は避妊が必要です。また抗がん剤も胎児に影響を与える可能性があるので、治療中はもちろん、体内に薬が残っている期間は避妊が必要です。性生活を再開する場合には、妊娠を望む、望まないにかかわらず、主治医に避妊に関してもよく聞いて、パートナーにも伝えておきましょう。

よくあるハテナ

Q 夫のほうが気にしてしまって、セックスを避けています。もうもとには戻れないのでしょうか？

A 男性は、乳がんや子宮がんのような女性の病気は、あまりよく理解できないことが多いようです。そのために、相手に性交渉を求めてはいけないような気持ちになっていることがあります。また乳房の傷あとを見てはいけないと思っていることもあります。まずは自分から、夫に病気や治療のこと、性生活は大丈夫なことなどを話し理解してもらいましょう。話がしにくいときには、乳がん看護認定看護師（10ページ参照）やカウンセラーに相談する方法もあります。

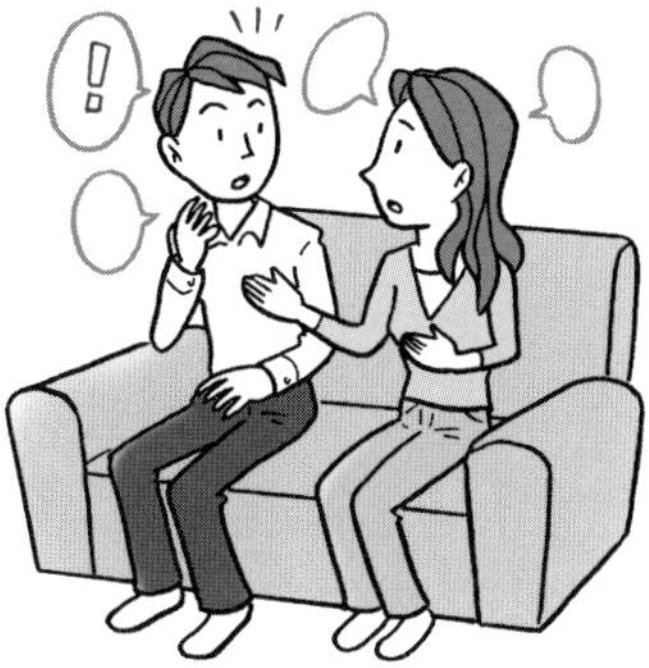

ちょこっとレクチャー

パートナーとは情報を共有して

つらい治療中には、パートナーが支えになったという人が少なくありません。副作用は、外から見ているよりも体がきついことがよくあるため、自分の体の状態を面倒がらずに伝えていきましょう。何も話さなければパートナーも想像することしかできません。

　できれば、治療方針の決まるような大事な診察のときには、いっしょに病院に来てもらいましょう。治療についての説明をひとりで集中して聞くことは難しいものです。パートナーが聞いていれば、さまざまな決断をふたりで考えていけ、体の状態も理解してもらいやすくなるでしょう。子どもや親などに接するときにも、パートナーと情報を共有しあい、心をひとつにしておくことは重要なことです。

体をほぐし、筋肉を刺激して動ける体づくりをしていきましょう

適度な運動を定期的にすることは、体重の増加を防ぎ、体力をつけ、ストレスを軽減、気持ちを前向きにすることにもつながります。でも、手術後や、薬物治療中には、しびれやむくみ、痛みなどがあり、なかなか運動をする気になれないかもしれません。

痛みがあると、知らず知らずのうちに体を緊張させて暮らしているので、全身がガチガチに固まってしまっている状態になりがちです。まずは、緊張をほぐしたり、筋肉を刺激して、体を動かしやすくすることを目指しましょう。だるさがとれ、体も気持ちも軽くなっていくはずです。

短い時間でも毎日気持ちよいと感じる程度に

緊張している体のなかでも、とりわけ固まりがちなのは上半身です。深呼吸をして胸を開くようにほぐすと、呼吸がしやすくなり、目線もあがることで気持ちもさわやかになります。

より活動的に過ごすためには、太ももやおしりなどの大きな筋肉を刺激するのがよい方法です。短時間でも毎日続けるうちに、じょじょに筋肉がついていきます。歩幅が広くなり、階段も上りやすくなるでしょう。太もも裏をのばしてやわらかくすることは、腰痛の改善にもつながります。

1日の疲れをとるには、股関節を広げるなど下半身の筋肉をストレッチして、日中に下のほうにたまったリンパ液や血液の流れをよくするのがおすすめです。体をひねって背骨まわりの緊張をほぐすと自律神経が整い、質のよい睡眠が得られます。

体をのばしたり、ひねるときには、自分で気持ちよいと感じる程度にすることがポイント。無理はしないように、ゆったりとした気持ちで行いましょう。

知っとこ! 習慣にしたいおすすめヨガ

監修　鈴木陽子
聖路加国際病院看護師/メディカルヨガインストラクター

1日のスタートに　上半身をほぐして体を目覚めさせる

基本の座り方

骨盤を床に垂直に立てる気持ちで座る。頭頂部から骨盤までまっすぐになるイメージで、肩はリラックスする。猫背や背中の反りすぎはダメ。

骨盤を立てるのが難しいときは、おしりの下にタオルなどを敷くとよい。

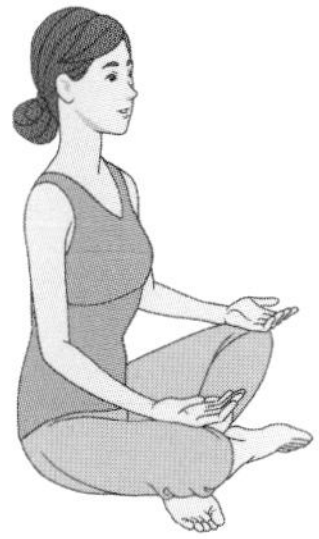

前をマッサージ

後ろのほうもマッサージ

手術していないほうの腕に手を入れ、マッサージしておくとよい。

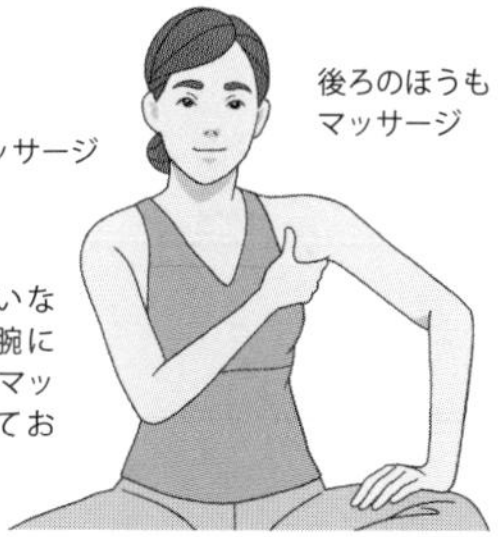

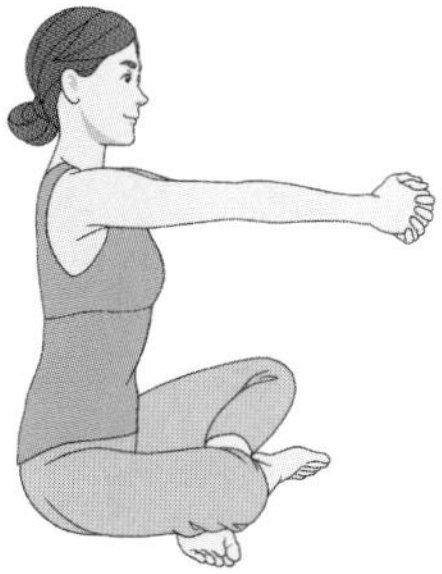

1 手を胸の前で組み、ひじを前にのばす。

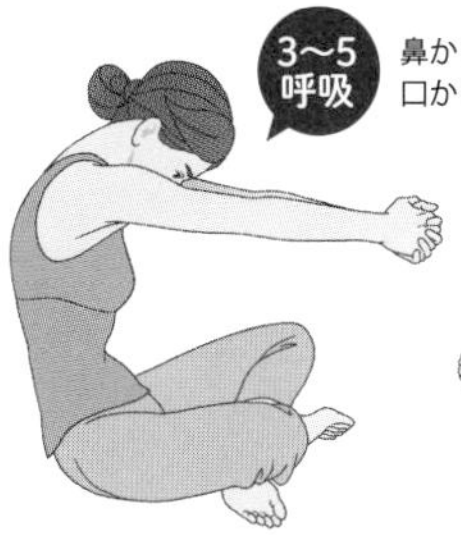

鼻から吸って口から吐く。

2 おなかをへこませておなかを見る。

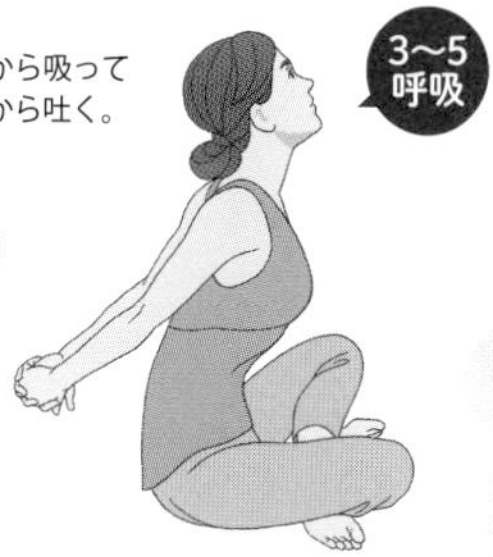

3 手を腰の後ろで組み、そのままひじを後ろにのばす。目線は天井に。

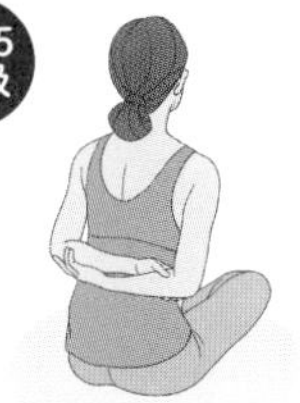

※腕をのばすのが難しいときは、後ろでひじをつかんで。

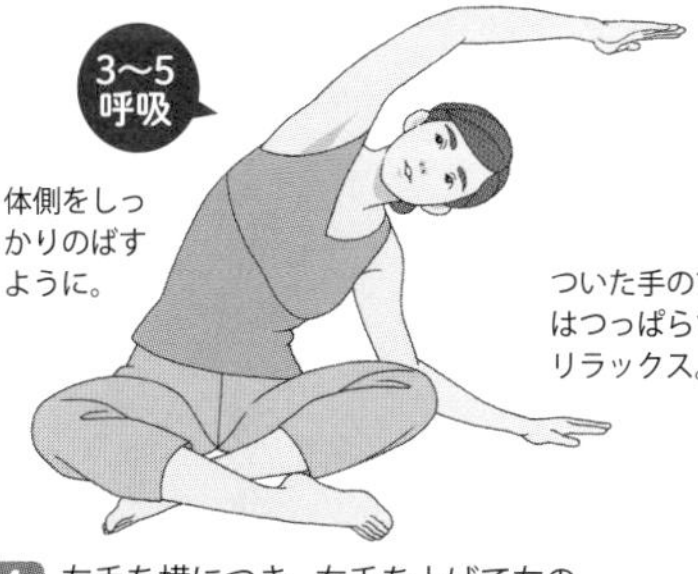

体側をしっかりのばすように。

ついた手のひじはつっぱらずにリラックス。

4 左手を横につき、右手を上げて左のほうに体を倒し、背骨を横にのばす。目線は天井。反対側も同様に。

頭から骨盤の縦のラインは変えないように。息がしづらいが、息は止めないこと。

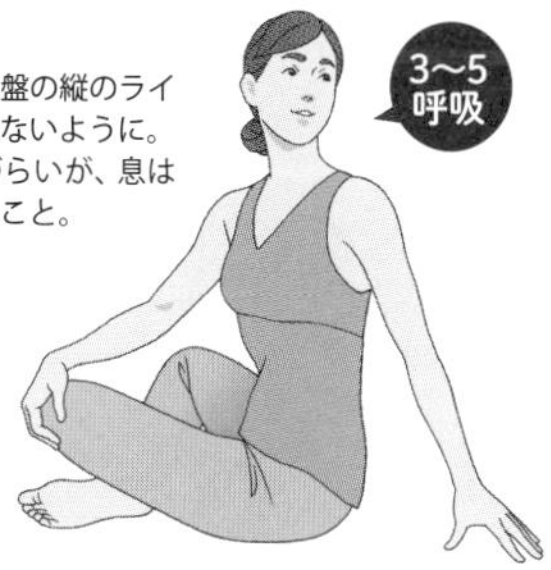

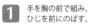

5 肩を引いて、後ろの人に胸を見せるように体をひねる。目線は後ろに。反対側も同様に。

より動ける体に　太ももやおしりの筋肉を刺激

スクワットから前屈

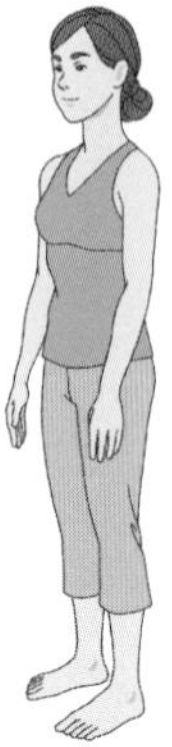

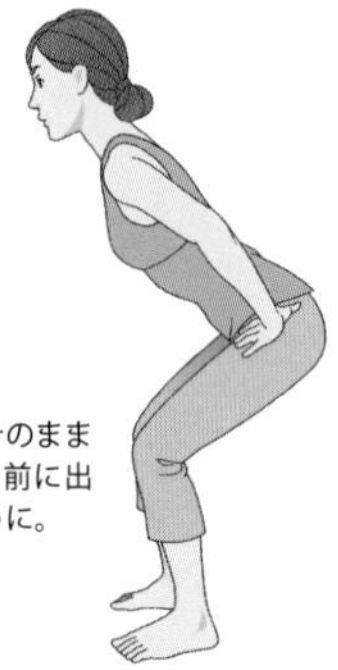

ひざはそのままの位置。前に出ないように。

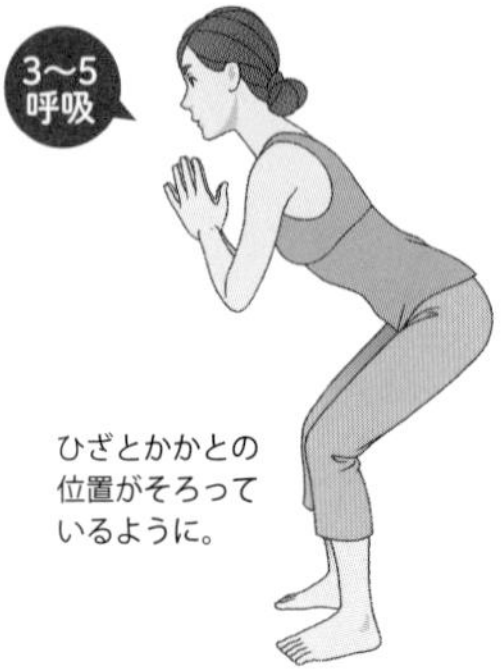

ひざとかかとの位置がそろっているように。

1 腰幅に足を開いて立つ。

2 そのままイスに腰かけるようなつもりで、腰を後ろに落としていく。

3 胸の前で手を合わせる。

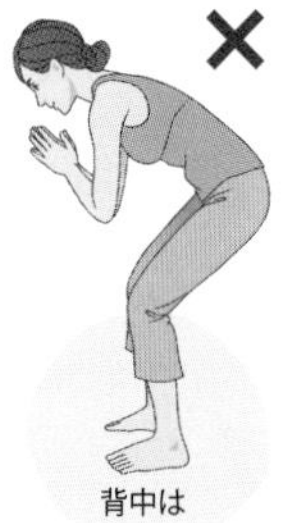

背中は丸めない。

4 ひざをゆっくりのばして立つ。
1〜3を3回くり返す。

腰から倒していくようにして、背中を丸めない。

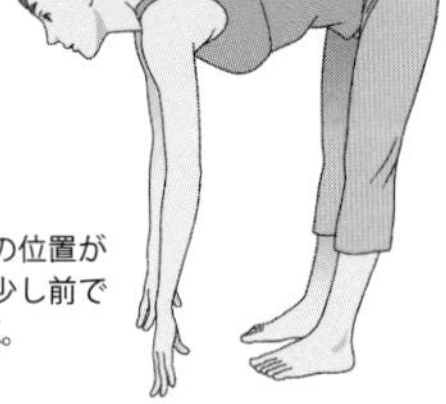

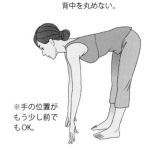

※手の位置がもう少し前でもOK。

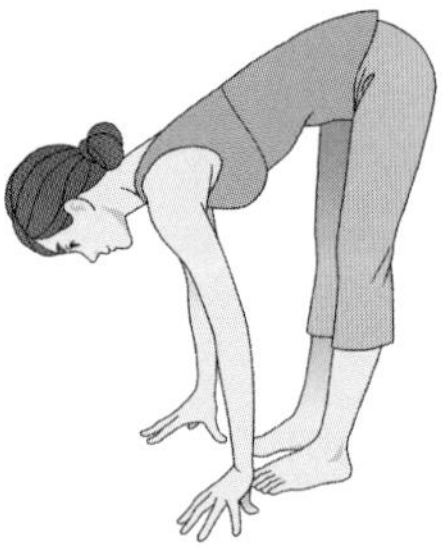

5 ひざをのばし、上体を前に倒す。

6 息を吐きながらゆっくり前屈をする。

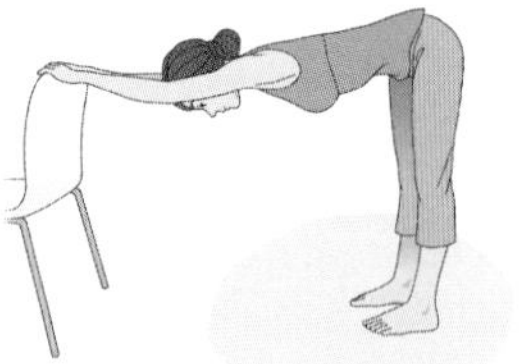

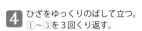

※体のかたい人はイスの背もたれなどにつかまって、のばすとよい。

四つんばいからのポーズ

強度を高める

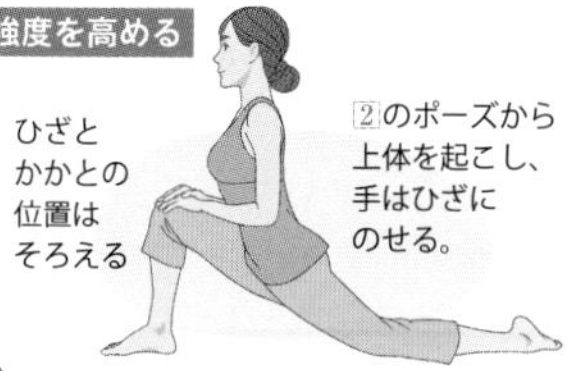
ひざと
かかとの
位置は
そろえる
②のポーズから
上体を起こし、
手はひざに
のせる。

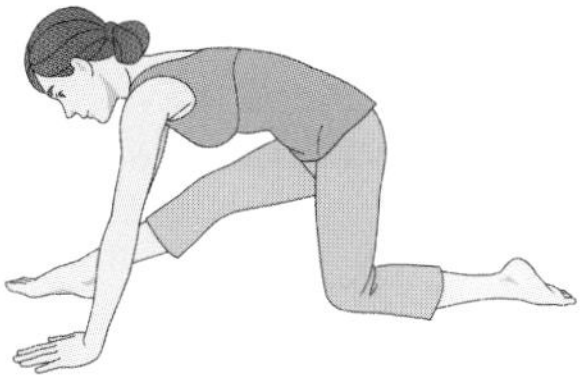

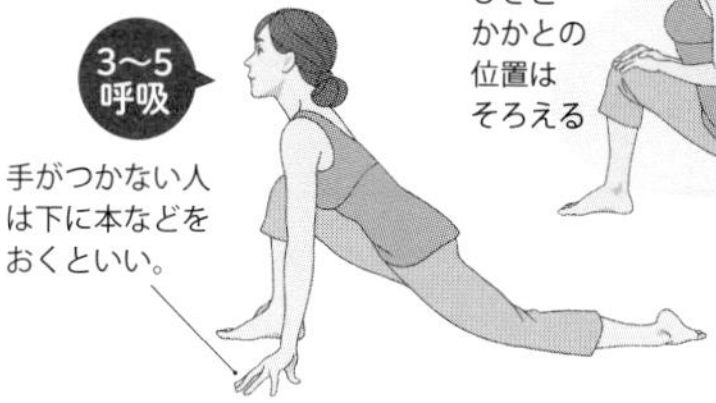
3〜5
呼吸
手がつかない人
は下に本などを
おくといい。

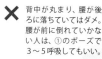

1 四つんばいになってから、片足を前に出す。

2 前に踏み込むように体を起こし、後ろに残した足のつけねをのばす。反対の足も同様に。

寝る前に　緊張をほぐし疲労回復をうながす

股関節を広げる

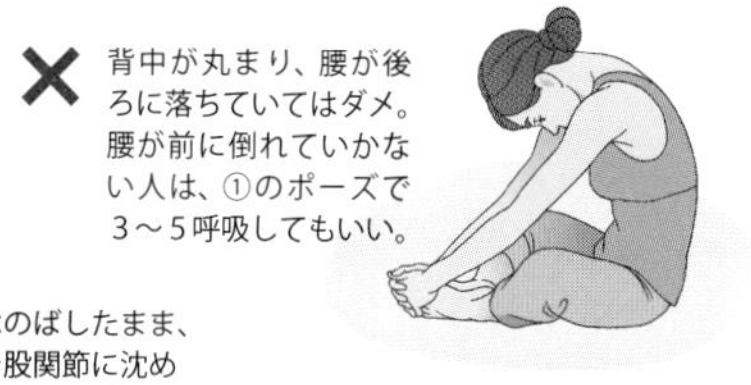
×
背中が丸まり、腰が後
ろに落ちていてはダメ。
腰が前に倒れていかな
い人は、①のポーズで
3～5呼吸してもいい。

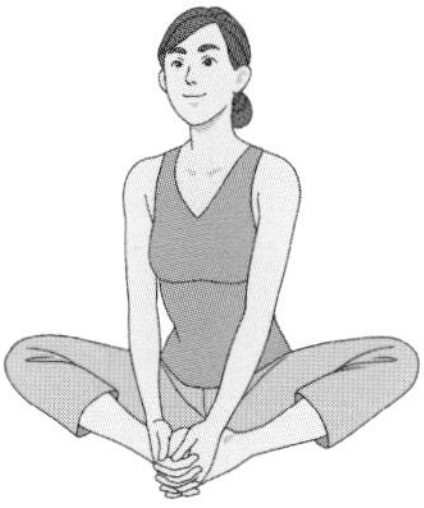

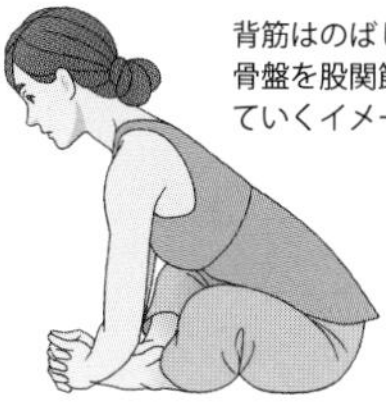
背筋はのばしたまま、
骨盤を股関節に沈め
ていくイメージで。

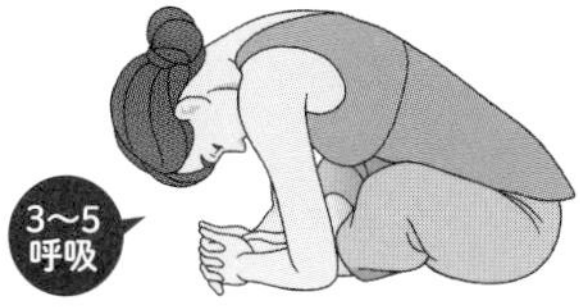

1 足の裏を合わせ、背筋をのばして座る。

2 腰から体を前に倒していく。

3 前に倒れきったら、脱力する。

体をひねる

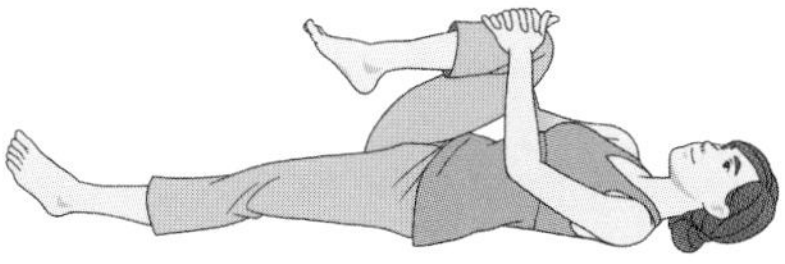

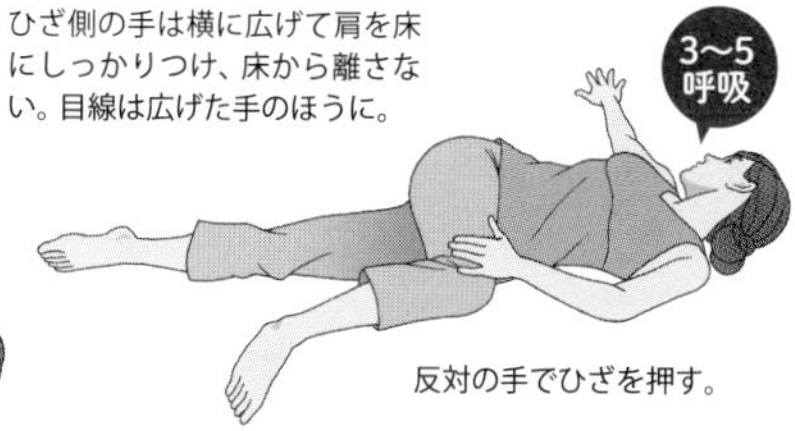

ひざ側の手は横に広げて肩を床
にしっかりつけ、床から離さな
い。目線は広げた手のほうに。

反対の手でひざを押す。

1 あおむけに寝て、片方のひざを胸にかかえる。

2 ひざを反対の床につけるように倒していく。目いっぱい倒したところでストップ。反対の足も同様に。

規則正しいリズムで暮らし、よい睡眠で心と体を休めることが大切です

心身を十分に回復させるために、睡眠をとることはとても大切ですが、不安な気持ちから、あるいは薬の副作用で、なかなか寝つけなかったり、途中で目が覚めてしまったりと、不眠に悩む人は少なくありません。きちんと睡眠がとれないと、ますます疲労感や不安感が高まります。

よい睡眠をとるには、規則正しい生活を送ることがなによりも大事。朝は日光を浴びて、しっかりと体を目覚めさせましょう。日中は適度な運動をして体を疲れさせ、夜眠る前はパソコンなどの作業を避けて明かりを暗くし、毎日できるだけ同じ時間に布団に入ること。たとえ眠れなくても、時間がきたら布団に入り、体を休めましょう。

こうして体内時計を整えることで、体内で睡眠に備える準備ができるようになります。たんたんと同じリズムで暮らすことが、心の健康につながり、よい睡眠にもつながります。

つらいときには、睡眠導入剤を利用することも考えて

ホルモン剤による治療中には、更年期様の症状が出て、睡眠途中に目覚めてしまう人が多くみられます。眠らなければとあせると、よけいに眠れなくなってしまいます。眠る前に入浴をしたり、深呼吸をしたりしてリラックスしましょう。アロマテラピー（154ページ参照）や音楽を利用して、気持ちをしずめるのもよいでしょう。眠る前のヨガ（151ページ参照）も、よい眠りに入るのを助けてくれます。

生活習慣を整えても、うまく睡眠がとれなくてつらいときには、主治医に相談をしましょう。睡眠導入剤を処方してもらい、週末だけでも薬を利用して、ぐっすりと眠るのもひとつの方法です。

知っとこ！ よい睡眠のための工夫

●食事
生活リズムを作るために望ましいのは、三食規則正しくとること。眠る前に食事をとるのは、消化活動によって眠りが妨げられるので避けましょう。コーヒーや、緑茶などのカフェインが入った飲み物も夜は控えて。

●入浴
お風呂に入り、１日の疲れをとり、体を温め、リラックスしましょう。寝る前にあまり熱いお湯につかると、逆に睡眠を妨げるので、ぬるめのお湯がおすすめです。

●光
眠る30分くらい前から部屋の光を暗めにし、パソコンやスマホなどを見るのはやめましょう。夜、明るい光を浴びていると体内時計を調整するメラトニンというホルモンの分泌が抑えられ、体内時計が乱れます。朝は、早起きをして日光を浴びることで、体内時計をリセットすることができます。

●運動
運動をして体を適度に疲れさせましょう。ただし寝る直前に激しい運動をするのは、体を興奮させてしまうのでNG。夕方から夜にかけて、軽めの運動をするのが、よい睡眠をとるには効果的といわれます。

●呼吸
大きく腹式呼吸をすることで、自律神経を刺激して整え、心身をリラックスさせることができます。眠る前に、おなかをへこませるようにゆっくりと息を吐き、おなかをふくらませながらゆっくりと息を吸うことを３回ほどくり返してみましょう。

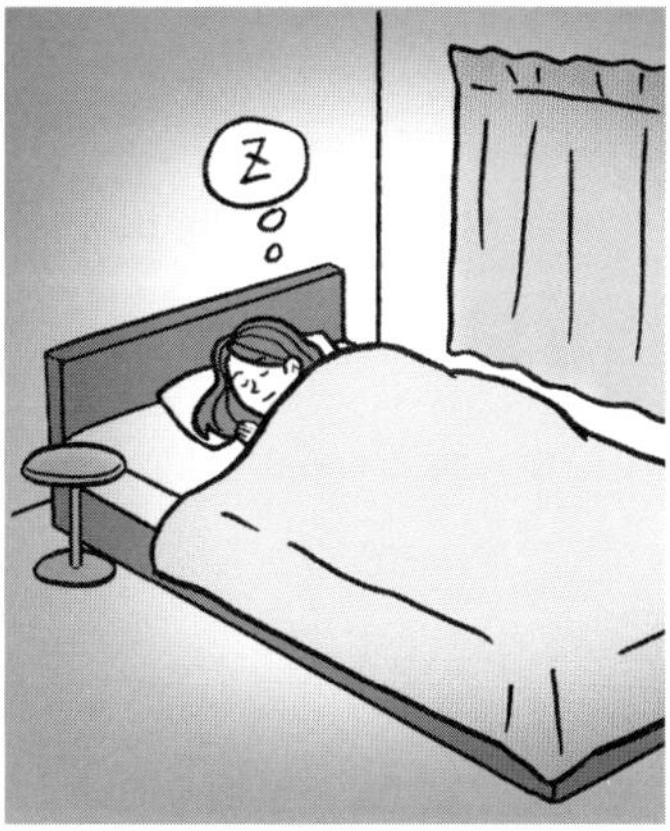

室温を調節したり、寝具を心地よいものにする工夫もしてみましょう。

香りを楽しむアロマテラピーで、気持ちをリラックス、リフレッシュさせましょう

アロマテラピーは、「アロマ（芳香）」と「テラピー（療法）」を組み合わせた言葉です。植物の香り成分を使い、心身のトラブルの改善をうながします。

香りの刺激は、鼻から脳にダイレクトに伝わります。鼻腔で感知された芳香成分の情報が、電気信号におきかえられて脳に送られ、感情にかかわる大脳辺縁系、記憶にかかわる海馬、自律神経やホルモン、免疫の働きをつかさどる視床下部を刺激することで、心身に働きかけるのです。自律神経が整えられて、心身がリラックスするといった効果もあらわれます。

効能にはとらわれず自分が心地よく感じる香りを使って

アロマテラピーに使うのは、植物から抽出した「エッセンシャルオイル」です。エッセンシャルオイルは約200種類あるといわれていて、それぞれに効能があります。たとえば、ラベンダーの香りは緊張やストレスをやわらげて安眠をもたらすとされ、さわやかなペパーミントの香りは興奮をしずめて気分をすっきりさせるのに役立つとされます。

あまりにも種類が豊富なためにとまどう人が少なくありませんが、「気分が落ち込んでいるからコレ」「イライラするからコレ」と決めつけることはありません。同じ香りを使っても、その日の体調や気候などによって感じ方は変化するものです。

そのときのコンディションで、自分が心地よいと感じる香りを楽しみましょう。何種類かをブレンドして、オリジナルの香りを楽しむこともできます。ただし治療中、医師の処方による薬を飲んでいるときは、主治医に確認したり、専門家に相談してからはじめましょう。

知っとこ！ エッセンシャルオイルの活用法

●ハンカチに落として
木綿のハンカチに１滴落とし、深呼吸してその香りを楽しみます。

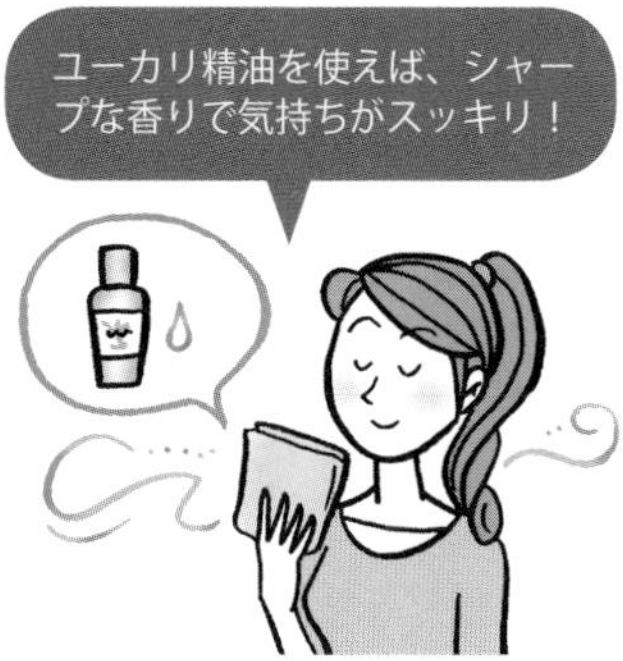
ユーカリ精油を使えば、シャープな香りで気持ちがスッキリ！

●マグカップに落として
マグカップにお湯を８分目まで入れ、１～３滴落として、立ちのぼる香りを深呼吸して吸い込みます。

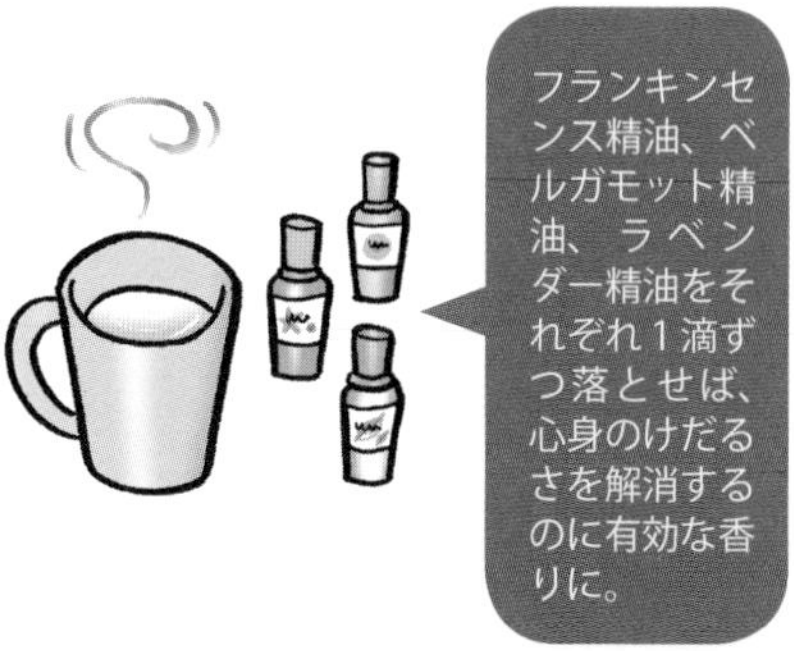
フランキンセンス精油、ベルガモット精油、ラベンダー精油をそれぞれ１滴ずつ落とせば、心身のけだるさを解消するのに有効な香りに。

●バスオイルとして
精油1～5滴を小さじ1の無水エタノールに混ぜたものを大さじ1の天然塩またはハチミツに含浸させ、ぬるめの湯をはった浴槽に、入浴の直前に落とします。

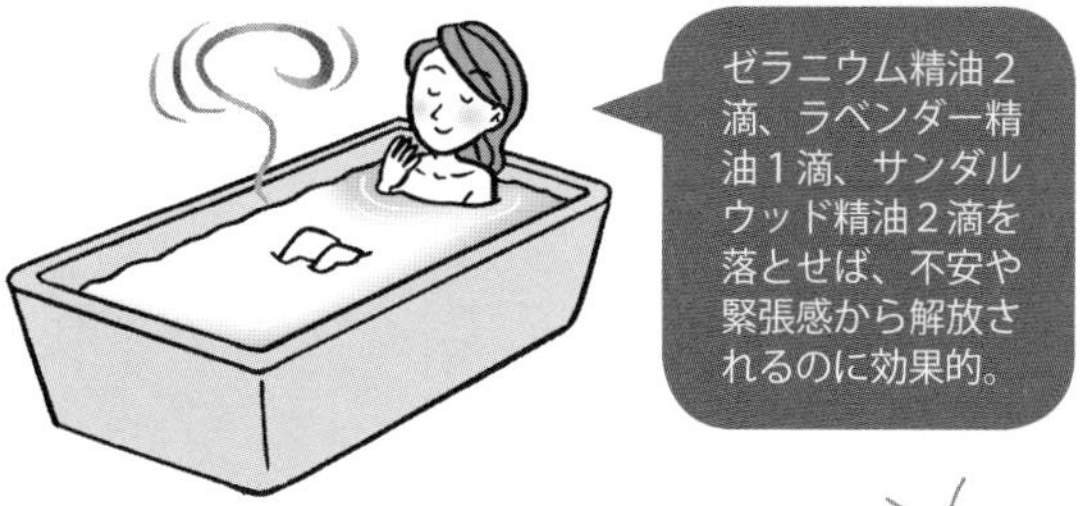
ゼラニウム精油２滴、ラベンダー精油１滴、サンダルウッド精油２滴を落とせば、不安や緊張感から解放されるのに効果的。

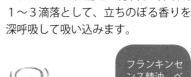

監修　佐々木 薫（株）生活の木/AEAJ 認定アロマテラピー・プロフェッショナル

ちょこっとレクチャー

エッセンシャルオイルを使うときの注意点

●信頼できる製品を購入する
植物から抽出された天然のものを選びましょう。エッセンシャルオイル名、学名、原産地、抽出部位、抽出方法などが、ラベルに記載してあるものがよいでしょう。輸入元、製造元、取り扱い説明があるかもチェックして。

●肌に使う場合は必ず薄め、事前にテストを
ボディなら1％以下、顔に使う場合は0・5％以下に植物油で薄めて使います。はじめて使う場合は腕の内側にぬって、30分後に異常がなければOKです。

●遮光性のビンで保存し、早めに使い切る
エッセンシャルオイルはデリケート。品質が変わらないよう、遮光性のビンに入れ、直射日光の当たらない、湿気のないところで保存し、半年から1年で使い切りましょう。

●飲まない
内服療法は危険なので、行わないようにしましょう。

ネガティブな気持ちを追い払うのに今に集中するマインドフルネスが役立ちます

過去を振り返ってああすればよかったと後悔し、未来を考えてこれからどうなるんだろうと不安になる。そんなふうに人間の脳はできているといわれます。無意識のうちにそうやってあれこれと悔やんだり心配をしてはストレスをため、もやもやとした不安感を広げていってしまうのです。

マインドフルネスとは、意識を今に集中させることと。今のことだけに気持ちを向けることで、過去や未来を考えてネガティブになることから抜け出せ、平常心を保つことができます。

まずは呼吸から今に集中する時間を生活に取り入れる

今に集中するために、いちばん取り組みやすいのは呼吸に意識を集中させる方法です。姿勢を正して座り、何も考えず、呼吸をすることだけに集中してみましょう。頭の中が騒がしいときに行うと、気持ちがだいぶやわらぐはずです。また、マインドフルネスはわざわざ時間をとり、座って行わなくてもかまいません。電車に乗りながら、散歩をしながら、自分の呼吸に意識を集中してみましょう。

集中するものも呼吸にとらわれる必要はなく、散歩中、周りの景色や風の音に集中するといったこともマインドフルネスにつながります。まずは呼吸で意識を集中させる練習をし、慣れてきたら今行っているさまざまなことに集中してみましょう。

草むしりなどの土いじりは、集中し無心で取り組めるという人が多くいる作業です。音楽を聴いたり、文字を書いたり、掃除をしたりするのも、今に集中するためによい方法かもしれません。自分が集中して取り組めることを見つけ、生活の中に取り入れていきましょう。

知っとこ！ 呼吸に意識を集中する

体の感覚があったほうが、より呼吸に集中しやすくなります。４つのポーズでゆっくりと呼吸し、手を当てた部位の動きをしっかりと感じとって、意識を集中させる練習をしましょう。

- それぞれ５～10 呼吸ずつ行いましょう。
- 息を吸うより、吐く時間を長くします（４カウント吸って、６～８カウント吐くくらい）。吐く息を長くすることで、副交感神経が活性化されてリラックスできます。吸って吐く、吐いて吸う、どちらでもかまいません。
- 呼吸は鼻で行います。吐くときは、口でもかまいません。

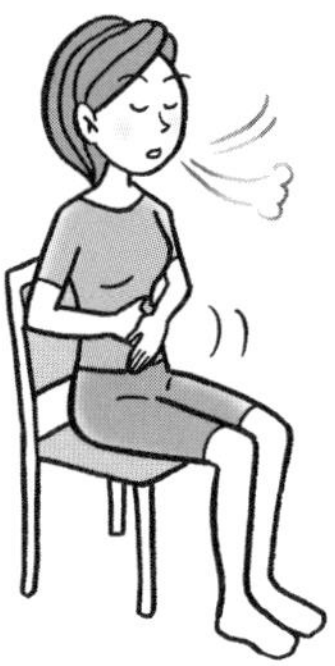

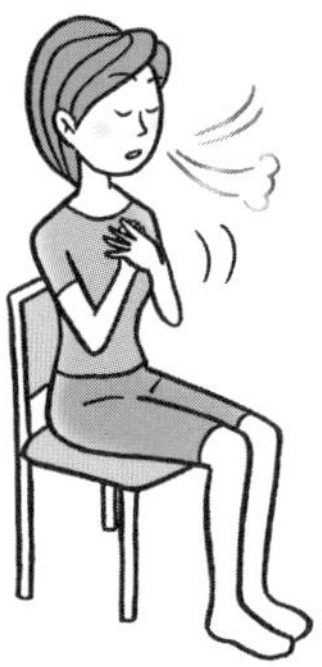

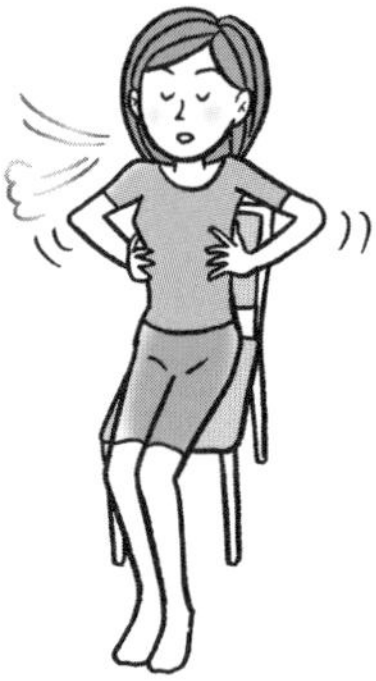

1 おなかに手を当てて

吸う息でおなかがふくらみ、吐く息とともにおなかがへこんでいくのを感じましょう。

2 胸に手を当てて

吸う息で胸がふくらみ、吐く息とともに胸と肩がリラックスしていくのを感じましょう。

3 肋骨《ろっこつ》に手を当てて

吸う息で肋骨がふくらみ、吐く息とともに肋骨が閉じていくのを感じましょう。

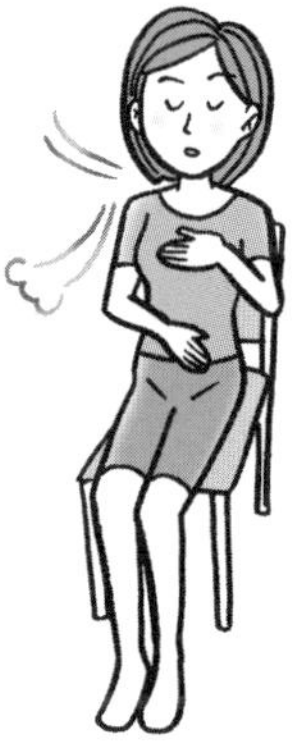

4 胸とおなかに手を当てて

体のすみずみに息が入っていき、出ていくような、体全体で呼吸をしているイメージで行いましょう。

最後はリラックスして、
好きなだけ
目を閉じていましょう。

監修　鈴木陽子
聖路加国際病院看護師／
メディカルヨガインストラクター

気持ちを共有できる患者会など、たくさんのサポートグループがあります

病院の外にも、乳がんの患者をサポートしてくれる患者会やサポートグループが数多くあります。乳がんと診断されてとまどっている人、治療を続けている人、また、治療が終わり日常の生活に戻った人などの、不安な気持ちや悩み、疑問を解消できるよう、治療やセカンドオピニオンのことから、生活、仕事に関することまで、さまざまな情報を発信しています。

患者同士が交流し、相談し合える患者会では、患者ならではの視点で見た情報を得ることができます。乳がんを体験した人にしかわからない気持ちを共有でき、家族や主治医に言いづらいようなことも話すことができます。実生活で参考になる工夫なども聞け、元気に活躍している仲間の姿をみることで、勇気をもらう人も少なくありません。自分の経験や情報がほかの人の助けになることが、自身のはげみになることもあります。孤独を感じたり、不安な気持ちが強いようなら参加してみましょう。

情報は選択し、信頼のできるグループを見つける

数多くある乳がんのサポートグループですが、なかには情報が偏っていたり、その人が受けた治療法をおしつけられたと感じるなど、自分が求めている内容ではないこともあります。正しい情報を偏ることなく発信しているかどうか注意してみることが必要です。患者会に入会するときにも、自分に合った会であるかどうかをよく検討しましょう。入会前に交流会や講演会などに行って実際の様子をみるのもおすすめです。しかし入会したものの活動や交流が逆にストレスになる場合もあります。自分には向かないと思ったら、無理して続けることはありません。

まとめNOTE

患者会に入るメリットと注意点

メリット

- 同じ立場の人の意見を聞くことができる
- 体験者だからこそわかることがある
- ひとりではないことが実感できる
- 情報が共有できる
- 自分の経験談が人の助けになることがあり、それが自分の力にもなる
- 強い気持ちで、前向きに生活している人の存在を知ることができる

注意点

- 偏った考えや情報を与えるグループもある
- 入会後、グループの活動をストレスに感じるケースもある
- 乳がんの治療は一人ひとり違うものということを忘れずに、ほかの人の治療法にふりまわされないようにする（52ページ参照）

乳がんのツボ！

乳がん体験者コーディネーターやアドバイザー

乳がんの治療を終えた人や、乳がんの体験者や家族などを対象にして、より乳がんに関する知識を高めてもらい、的確なアドバイスができるようにするための、コーディネーターやアドバイザーの養成講座が開かれています。養成講座では、乳がんの基礎知識や最新の治療情報を学びます。

コーディネーターやアドバイザーは、自分の体験や知識をいかしながら、さまざまな状態にある患者によりそい、よりよい治療法をいっしょに考えていくこと、また、患者と医療者両方の意見を代弁し、二者をつなぐ役割が期待されています。

ＮＰＯ法人キャンサーネットジャパンや乳房健康研究会などが、サポーターを育てる養成講座を提供しています。

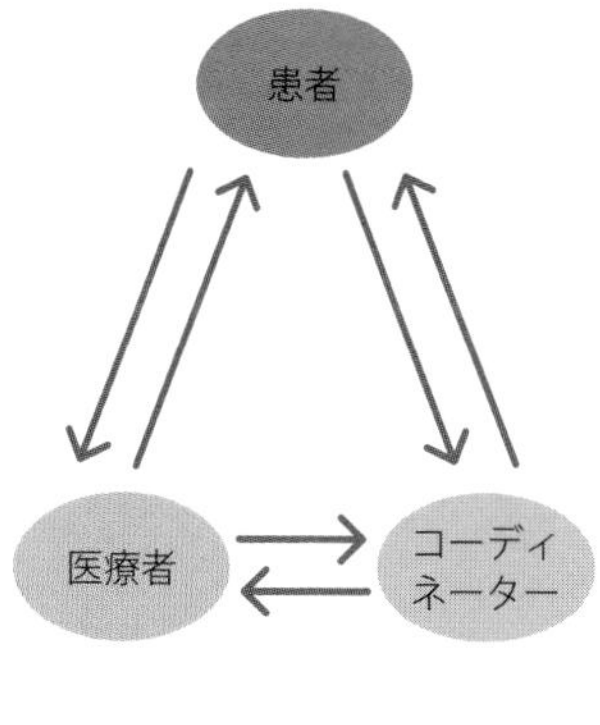

脱毛の不安を少なくするために脱毛の経過を知っておきましょう

抗がん剤の副作用で起きる脱毛は、抗がん剤が毛根の毛母細胞（髪のもとになる細胞）にダメージを与えるために起こります。ただし、すべての抗がん剤で起きるわけではなく、脱毛の有無や程度は、使う薬の種類や量によって異なります。個人差はありますが、乳がんの治療で使われるアントラサイクリン系やタキサン系抗がん剤は、どちらも脱毛が起こりやすい薬です。

脱毛は抗がん剤投与開始から2〜3週間後に始まります

抗がん剤を投与すると、すぐに脱毛が始まると思っている人も多いようですが、脱毛は投与後2週間後半から3週間ぐらいの時期に始まります。脱毛の開始時期に、頭皮がピリピリ、チクチクするのを感じ、なんとなく変だなと思ったころに抜け始めることが多いようです。

脱毛が始まると、たいていの場合、4〜5日で約8割の髪が脱毛します。短期間で抜け落ちてしまうので、覚悟はしていてもやはり精神的に大きな苦痛を生じることでしょう。特にロングヘアの人は、脱毛が始まると抜けた髪の量がとても目立ち、より気持ちが落ち込みがちになります。可能であれば、思い切って脱毛前にショートヘアにしておくことをおすすめします。ショートのほうが、抜けた髪も処理しやすく、気分的にも多少はラクになれるでしょう。

脱毛は一時的なことで、抗がん剤投与が終われば、また発毛します。早い人で1〜2カ月で髪が生え始め、1年もしないうちに、ある程度の長さまで回復します。初期治療でウィッグを使う期間は、1〜1年6カ月程度の人が多いようです。

抗がん剤治療による脱毛の経過

治療の決定 → 抗がん剤投与 →（2〜3週間）→ 脱毛 → 投与終了 →（1〜2カ月）→ 発毛 →（8カ月〜1年）→ ショートスタイル → 自毛回復

脱毛中のヘアケアポイント

✔頭皮を清潔に保つ

シャンプーは毎日しましょう。シャンプーは治療前と同じでかまいませんが、使ったときに頭皮がピリピリしたら、低刺激のタイプに。コンディショナーは不要です。
頭皮のべたつき、におい、吹き出物やふけが気になるときは、指のはらでもみ出すようにシャンプーし、十分にすすぎをしましょう。

✔育毛剤は抗がん剤治療中は使わない

抗がん剤治療中に育毛剤を使うと、毛根にダメージを与えて、かえって毛が生えにくくなってしまいます。抗がん剤の投与が終わっても、体に薬が残っている期間は、育毛剤の使用は控えましょう。

✔頭皮マッサージはしない

治療中に頭皮のマッサージをすると、血行を促進して、かえって抗がん剤が効いてしまいます。脱毛中に頭皮がかゆくなったときは、かかずにタオルで冷やすようにしましょう。

✔やわらかめのブラシを使う

かたいブラシは頭皮に刺激を与えてしまうので、ソフトなタッチのブラシを使用しましょう。抜け毛がからまるので、ブラシは目の粗いものを使うとよいでしょう。

治療終了後の発毛時のヘアケアポイント

✔ストレスのない生活を

発毛はあせらず、ゆっくりと。ストレスを減らす工夫をして過ごしましょう。毛髪の育成が不十分なため、軟毛になることがあります。また、色の変化が起きることもあります。

✔なるべく早い段階でウィッグを脱ぐ

髪が治療前の長さまで伸びていなくても、まんべんなく生えてきたら思い切ってウィッグを脱いで、おしゃれなショートヘアにチャレンジを。

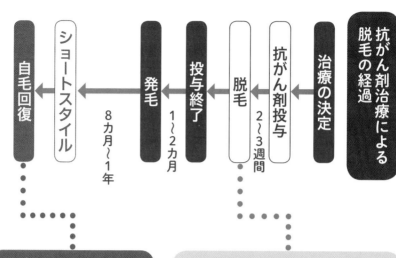

ウィッグや帽子は抗がん剤投与の前に準備しておくと安心です

ウィッグにはファッション用の安価なものから、医療用オーダーメイドの高価なものまでいろいろあります。医療用ウィッグは高価ですが、敏感になっている頭皮にやさしい素材でできていたり、脱毛や発毛の段階で大きさ調整をしてくれるなどのメリットもあります。また、その安全性を確認するために、２０１５年に「医療用ウィッグＪＩＳ（日本工業規格）」が制定されました。医療用ウィッグは数万円から30万円以上するものまであるので、ＪＩＳのマークのついたものを選ぶと安心です。オーダーメイドで購入する場合は、作成時間を考え、治療開始1〜3週間前に注文するとよいでしょう。

ファッション用のウィッグにも、頭皮にやさしい素材のものもあります。医療用にこだわらずに、デザインやカラーの豊富なファッション用ウィッグを、おしゃれ感覚で楽しむのもよいでしょう。

弱っている頭皮をカバーする肌にやさしい帽子

脱毛時期は頭皮が敏感になっているので、頭皮をカバーする帽子は必需品です。ウイッグに抵抗がある人も、帽子ならば手軽で比較的使いやすいでしょう。特に脱毛期でも、フェイスラインの髪はしばらく残ることが多いので、帽子でやり過ごせる時期があります。

帽子は脱毛してからでは試着がしにくいので、脱毛前に準備をしておきましょう。帽子を選ぶときは、サイドを耳まですっぽりおおうタイプのほうが、脱毛中だとわかりにくいものです。毛量がなくなることを考慮して、厚手でボリューム感があるデザインがおすすめです。つばのあるデザインは、眉毛やまつ毛の脱毛もカバーできます。

帽子のかぶり方のポイント

帽子は、ペタッとかぶると、髪がないことがわかります。帽子の前と両サイドにつけ毛を3カ所つけるだけで、自然な雰囲気を作れます。

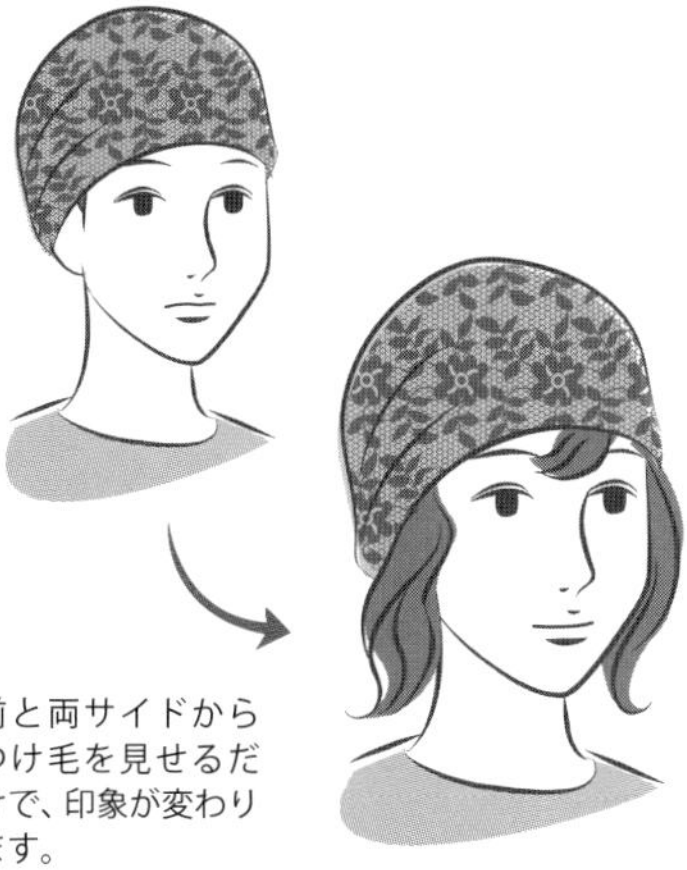

前と両サイドからつけ毛を見せるだけで、印象が変わります。

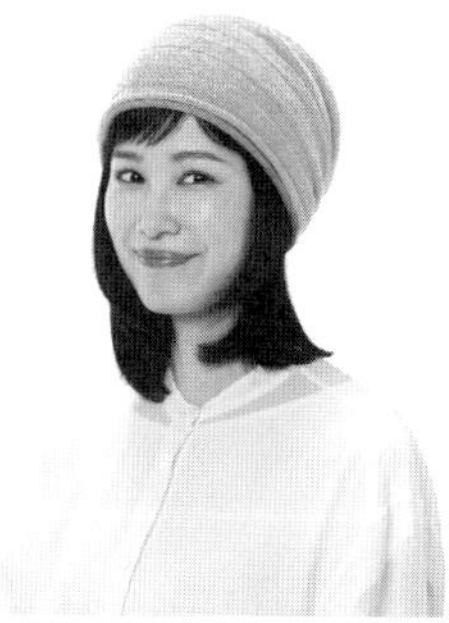

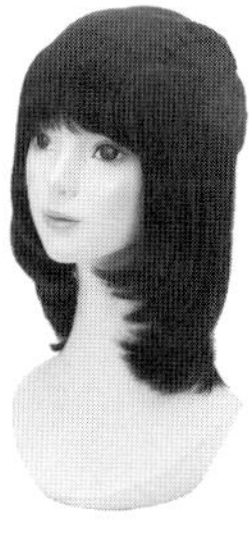

つぎ目のないソフトな肌ざわりの、医療向け帽子。帽子と組み合わせて使える、髪つきのガーゼキャップを組み合わせると、より自然な雰囲気で帽子を楽しめます。

（写真提供　スヴェンソン）

ウィッグのつけ方のポイント

ウィッグをつけたときに、もみあげとえりあしの部分が浮いていると、帽子をかぶっているような雰囲気になって、自然な感じに仕上がりません。また、前ぎみに着用しがちですが、そうなると暗い印象になります。

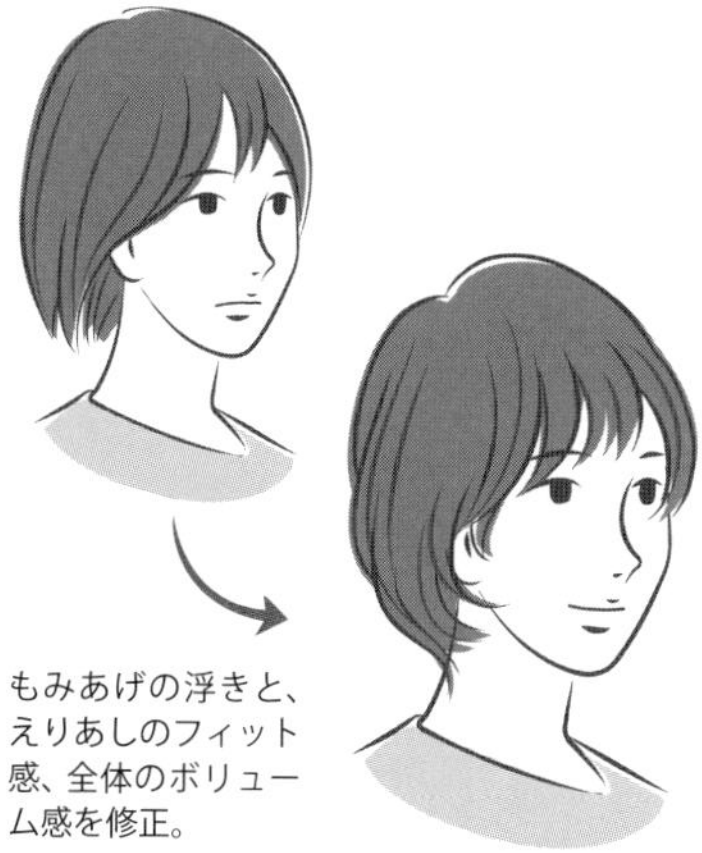

もみあげの浮きと、えりあしのフィット感、全体のボリューム感を修正。

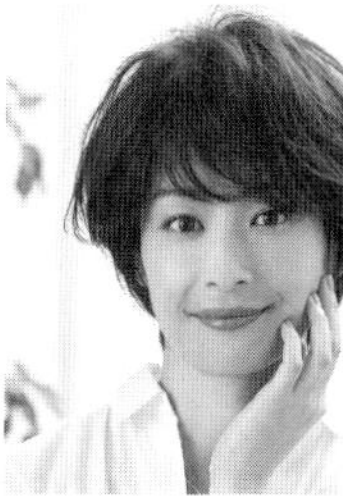

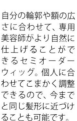

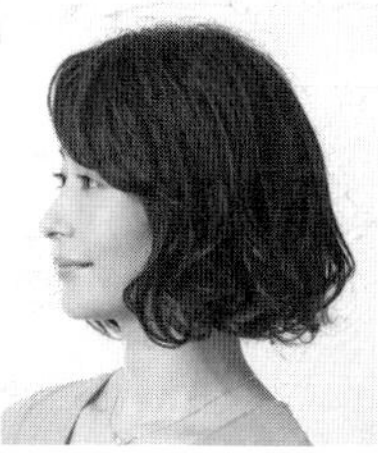

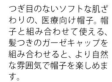

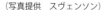

自分の輪郭や額の広さに合わせて、専用美容師がより自然に仕上げることができるセミオーダーウィッグ。個人に合わせてこまかく調整できるので、今までと同じ髪形に近づけることも可能です。

（写真提供　スヴェンソン）

手術後の乳房をしっかり守り、補整する下着を用意しましょう

乳がんの治療では、なんらかの手術をすることがほとんどです。その術後の傷を保護して衝撃から守る役割を果たすのが、乳がん手術後専用ブラジャーやパッドで、外見的な変化もすっきりとカバーすることができます。

乳がん手術後専用ブラジャーは、肌にやさしい素材を使用しているだけでなく、重みのあるパッドでも入れやすく、ずれにくかったり、ワイヤーが外側についていたりと、術後の体の負担を軽減するためのさまざまな工夫が施されています。手術後の回復状態に合わせて、着けやすいタイプが変わってくるので、そのときどきに合ったものを選びましょう。

パッドは外見だけでなく体の左右バランス調整の役割も

乳房の形をきれいにみせる補整用のパッドには、部分切除用と全摘出用があります。ボリュームのある乳房を切除した場合は、術後に左右の乳房の重さが違うことから、肩こりや脊椎側弯症などが起こることもあります。それを予防するには、切除した側にシリコンパッドを入れ、重さの左右差を補整することが有効です。

乳房再建をしなくても、肌にピタッとくっついて、安定してずれにくい人工乳房もあります。人工乳房は接着剤を使うタイプや肌に吸いつく粘着シリコンタイプがあり、パッドがわりに使ったり、そのまま入浴したりすることも可能です。オーダーで人工乳首を作ることもできます。

ほかにも着用したまま温泉に入れる入浴着や、乳がん手術をした人のための水着などもあります。術後の自分に自信を取り戻すアイテムを上手に活用して、新たな生活をつくっていきましょう。

乳がん手術後専用ブラジャーの選び方

術後間もないときや放射線治療中

術後は痛みがあるなど腕の上げ下げがしづらくなる場合があります。やわらかい素材の前あきブラジャーと軽めのパッドで術部を保護しましょう。

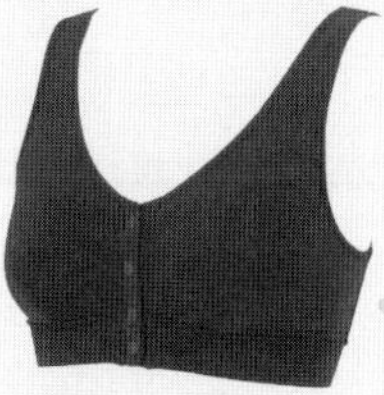

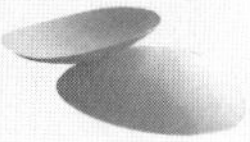

前あきでラクなつけごこちのソフトブラジャー。シルエットを整える成型カップ付き。

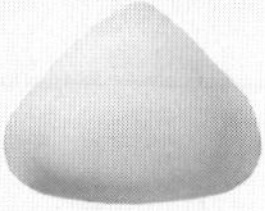

術部を保護。軽くて肌当たりのやさしい軽量パッドで自然なバストラインに。

はれや痛みが落ち着いたら

パッドが入る大きなポケット付きの専用のブラジャーと術部に合ったパッドでシルエットを整えましょう。

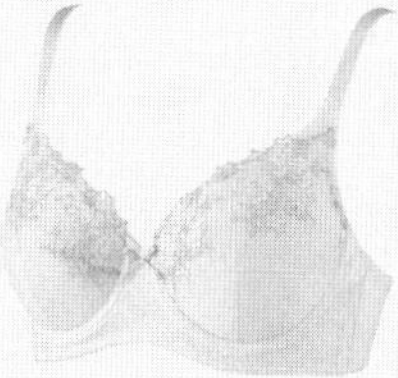

パッドが入るポケット付き。ワイヤーが外側についていて肌当たりがやさしいブラジャー。

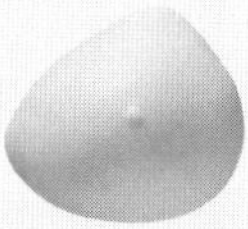

左右のバランスを整える重みのあるシリコンパッド。

（写真提供　ワコール リマンマ）

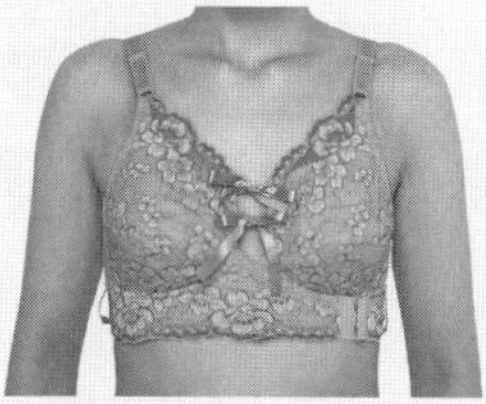

（写真提供　ブライトアイズ）

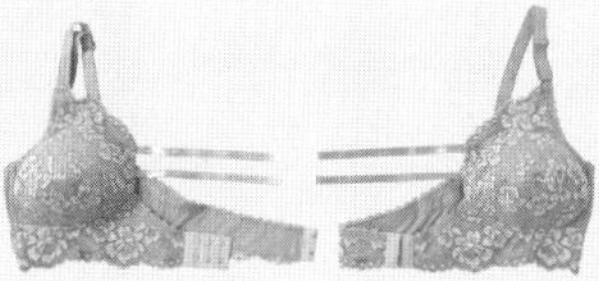

左右のアンダーが分かれているので、腕を上げたときにずれにくいツーピースブラ。手術側だけをつけることも可能。

温泉にも入れる入浴着

温泉に行きたいけれど、他人といっしょのお風呂に入ることに抵抗がある人も多いようです。そんな人におすすめなのが、厚生労働省や総務省でも公共性が認められている、着用したまま入浴できる入浴着。撥水性が高いので、湯上がりはタオルでふきとるだけで乾き、そのまま服を着ても大丈夫です。

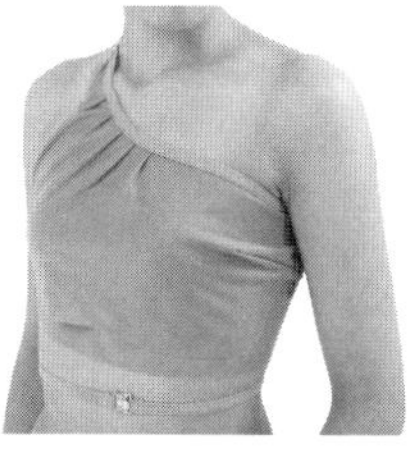

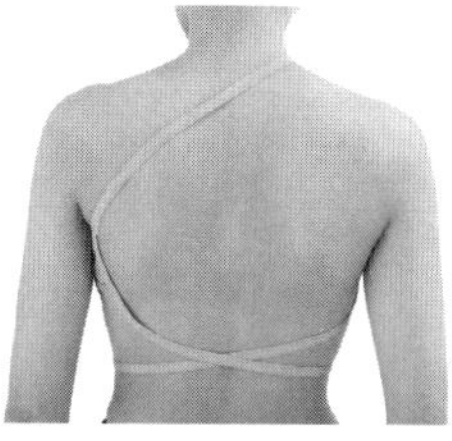

バスタイムカバー
（写真提供　ブライトアイズ）

治療中の肌の変化や眉毛、まつ毛の脱毛対策、メイク＆ネイルケアを工夫しましょう

肌のきめを整えるために保湿をして、日焼けによるシミを防ぐために日焼け止めを使い、肌のくまやしみはコンシーラーで目立たなくして……と、治療中のメイクも、ふだんのメイクと同じです。化粧品も肌に違和感がなければ、愛用品を使いましょう。

ただ、ふだんはあまり何もしないという人で、脱毛した眉毛やまつ毛で表情がぼんやりしてしまうのが気になるなら、それをカバーするひと手間をかけてみませんか。この機会に、眉の書き方をマスターしたり、メイクの効果的な方法を覚えて、治療後にも役立つ技を身につけてしまいましょう。

自然に目につく爪は、ネイルカラーで楽しんでケア

抗がん剤治療中は、爪のもととなる爪母細胞もダメージを受けるため、爪が黒ずんだり、もろく割れやすくなります。手を動かすたびにどうしても視界に入ってくる爪の変化は想像以上に気になるもの。爪を清潔に保ち、しっかりケアしておきましょう。

爪を切るときは、爪切りを使うと爪に圧力がかかって傷めてしまうので、爪やすりでていねいに削るようにします。また、家事をする際に爪を保護するには、メッシュタイプの手袋の利用がおすすめです。

爪の変色はネイルカラーでカバーをしましょう。色つきのベースコートを塗ってからネイルカラーを塗ると、爪の黄ばみをカバーすることができます。ただし除光液は、使いすぎると爪の乾燥につながるので、除光液を使ったあとは、すぐに手を洗ってしっかり保湿クリームを塗っておきましょう。

手軽に取りつけ、取りはずしのできるネイルチップや爪全体をシールでカバーするネイルシール（ネイルラップ）を活用してもよいでしょう。

知っとこ！ 「元気に見える」メイク７箇条

1. メイク前にたっぷり保湿する
2. 肌全体や目のまわりのくすみは、色つき下地で補正
3. 眉の形はお好みで。眉頭は眉骨の位置にとる
4. まつ毛脱毛中は、黒のアイラインで目元の印象復活
5. 元気な笑顔をつくる、ほお紅を入れる場所を覚える
6. リップは顔色がよく見える色を。ツヤが大切
7. 仕上げは鏡を見て「にこっ」と笑顔！

全工程を行っても慣れれば
10 分以内で完成します。

●ほお紅で明るさをプラス

ほお紅を入れることで、表情を生き生きとさせることができます。元気な笑顔に見える位置に入れることがポイントです。

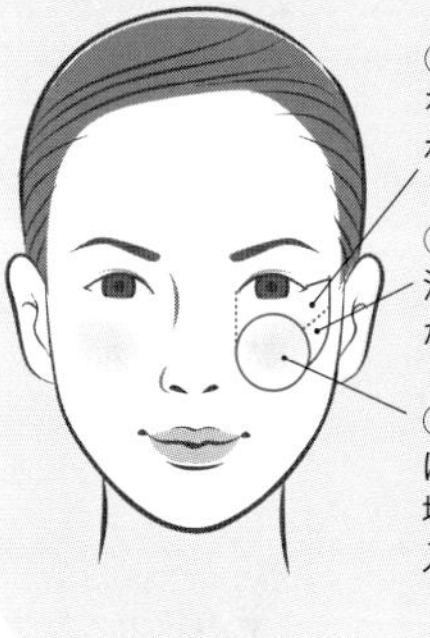

③ハイライトを目の下に入れてぼかす。
②ほお骨に沿って薄くぼかす。
①笑ったときに盛り上がる場所にまるく入れる。

監修　山崎多賀子
美容ジャーナリスト
NPO 法人CNJ 認定乳がん体験者コーディネーター

●眉は眉頭の位置を決めるのがポイント

眉は表情筋と連動して動くので、脱毛で眉毛がなくなってしまうと、表情が乏しくなり、やや無表情のように見えてしまいます。眉毛のないところに眉を描くのは難しいものですが、鼻筋から眉骨にかけてのラインを意識して書けば大丈夫。鼻筋からつながる眉骨のところに眉頭をとり、ここを起点にして自然な角度で眉を描いていきます。最初に濃い色で眉を描くとくっきりしすぎるので、淡い色で描いてから色の調整をすると自然です。また、脱毛中でアイブロウが肌表面を滑って色がのりにくいときは、芯がやわらかいクレヨンタイプがおすすめです。

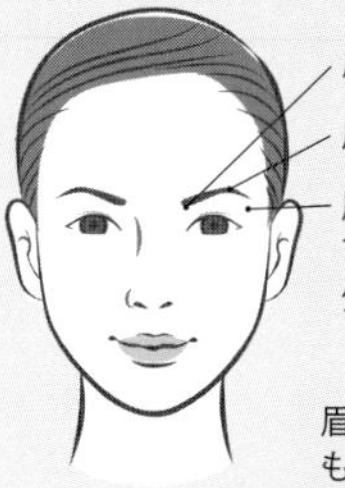

眉頭は目頭かやや内側の位置にとる。
眉山は黒目の端から目尻の間にとる。
眉尻は眉山から耳の上に向かう角度で、徐々に細くする。眉頭の位置より少し上で終わるように。

眉頭を描くだけで、ウイッグも帽子も印象が生き生きとします。

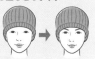

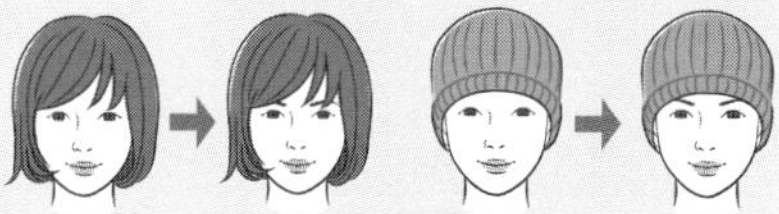

●アイラインで目の輪郭を描く

まつ毛が抜けて、目の輪郭が肌色になると、目のまわりがぼやけて目が小さくなった印象になります。目ヂカラも弱くなり、顔全体の雰囲気が変わることがあります。そんなときは、まつ毛のかわりに、黒のアイライナーやアイシャドウで、目の輪郭を強調しましょう。輪郭を描くことで黒目も目立つようになり、目ヂカラが復活します。

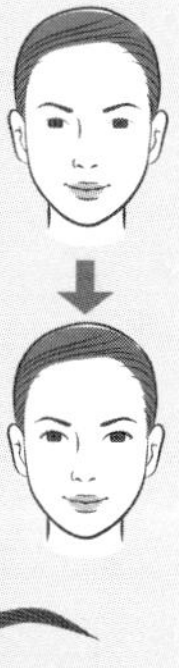

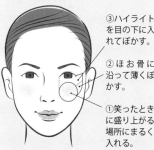

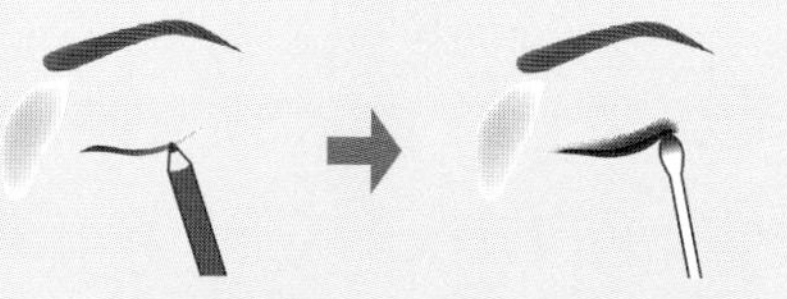

黒いアイラインで目の輪郭を描くと、コントラスト効果で黒目と白目がはっきりします。

アイラインペンシルで描いたら、綿棒でぼかすと自然な感じに仕上がります。

column 12

がん診療連携拠点病院と地域医療連携

がん診療連携拠点病院（以下がん拠点病院）は、手術療法、放射線療法、薬物療法などの専門的ながん医療の提供、初期段階からの緩和ケアの実施、がん患者や家族に対する相談支援と情報提供などを行います。

さらにがん拠点病院は、地域の病院や診療所とネットワークを組むことで、患者とその家族を支える役目ももっています。

がん拠点病院には、都道府県内の連携体制の整備などで中心的役割をする「都道府県がん診療連携拠点病院」と、都道府県内の各地域で中心になる「地域がん診療連携拠点病院」のふたつがあり、厚生労働大臣によって指定されています。

がんの医療連携のために国から指定される病院には、がん拠点病院のない地域で、がん拠点病院と連携をとって専門的ながん治療や情報の提供を行う「地域がん診療病院」、特定のがん種について都道府県内でもっとも多い診療実績がある「特定領域がん診療連携拠点病院」もあります。

●クリニカルパスで患者や治療の情報を共有

がんの検査から手術までをがん拠点病院で行ったのち、放射線治療や薬物療法を行う場合、がん拠点病院は治療を引き継いでくれる地域の病院を紹介してくれます。

これによって患者は自宅の近くに適切な治療を受けることのできる「かかりつけ医」をもつことができます。大きな専門病院よりも待ち時間が短く、通院もしやすいことで、患者の負担やストレスも軽減されます。

病院同士は、クリニカルパスという治療計画表によって、治療方針を共有することになるので、別の病院になっても、治療の方針が変わることはありません。また、もし入院治療が必要になった場合や、高度な治療が必要になった場合などには、最初のがん拠点病院に戻って治療を受けることもできるので安心です。

初期治療を行った病院で連携している地域の病院を紹介してくれなかった場合や、紹介してもらった病院がどうしても信頼できないときは、がん拠点病院や地域がん診療病院にある「がん相談支援センター」に相談することができます。

地域医療連携のしくみ

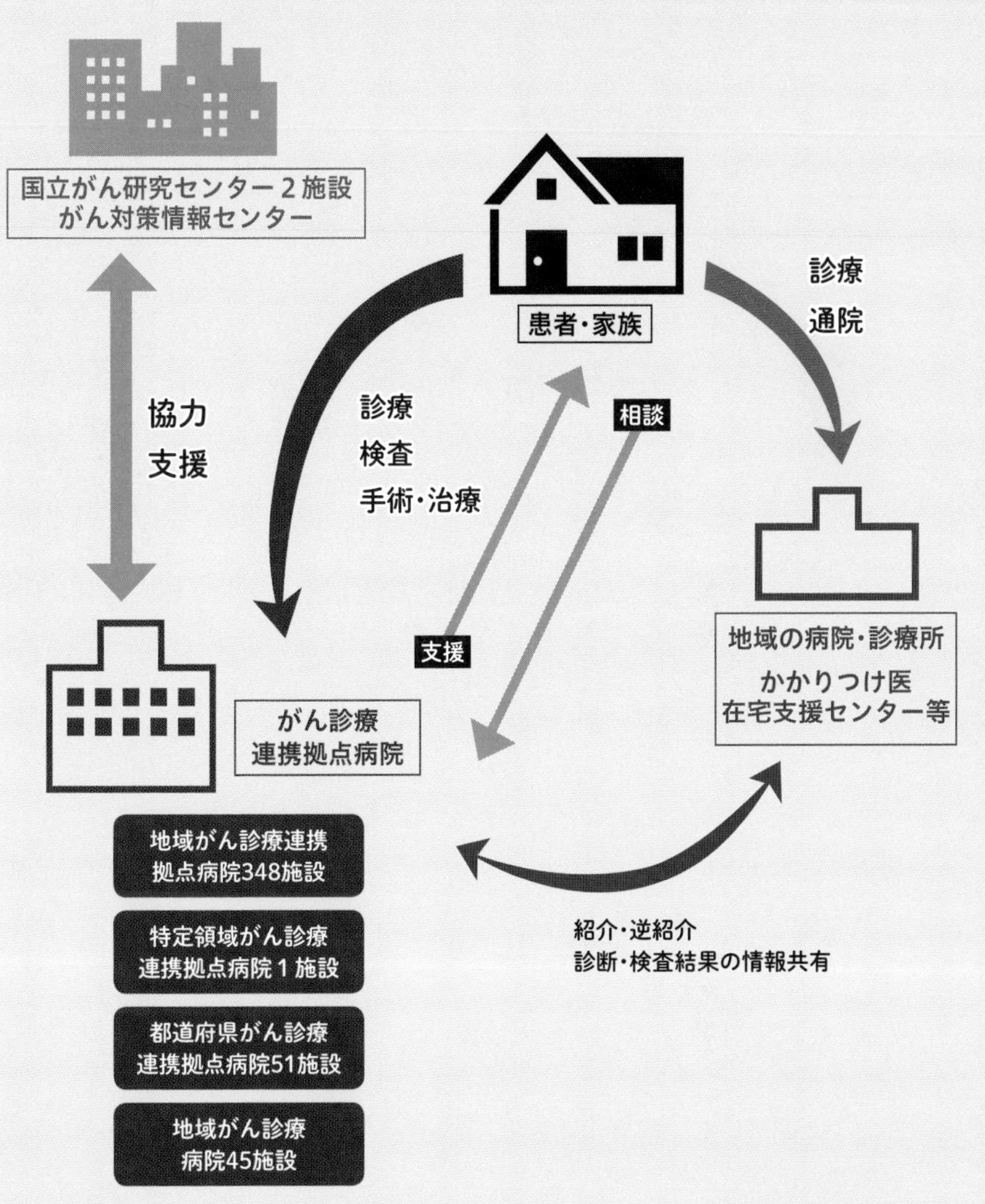

(2020年４月１日現在)

月に一度は乳房を自己チェックして異常がないかを確認しましょう

乳がんは、術後10年は再発する可能性が高く、まれに10年を過ぎても再発するケースもあるがんです。また、再発ではなく、反対側の乳房に新たにがんが発症することもめずらしくありません。

自分自身で手術部位の周囲や反対側の乳房をチェックするようにしましょう。まずは目で見てチェック、そしてさわってチェックしていきます。乳房が張っている月経前はしこり状のものができやすかったり、さわると痛むことがあるので、月経後1週間以内の、乳房がやわらかいときにチェックをするとよいでしょう。閉経後の人は、毎月1日などと、日を決めて行うようにしましょう。

自分でさわってしこりに気がつくのは、しこりの大きさが2㎝ぐらいになってからだといわれていますが、いつも自分でさわっていると、1㎝程度で見つけられることもあります。

鏡の前で見てチェック

両手を下げた状態とバンザイをした状態、両方の状態でよく見るようにしましょう。

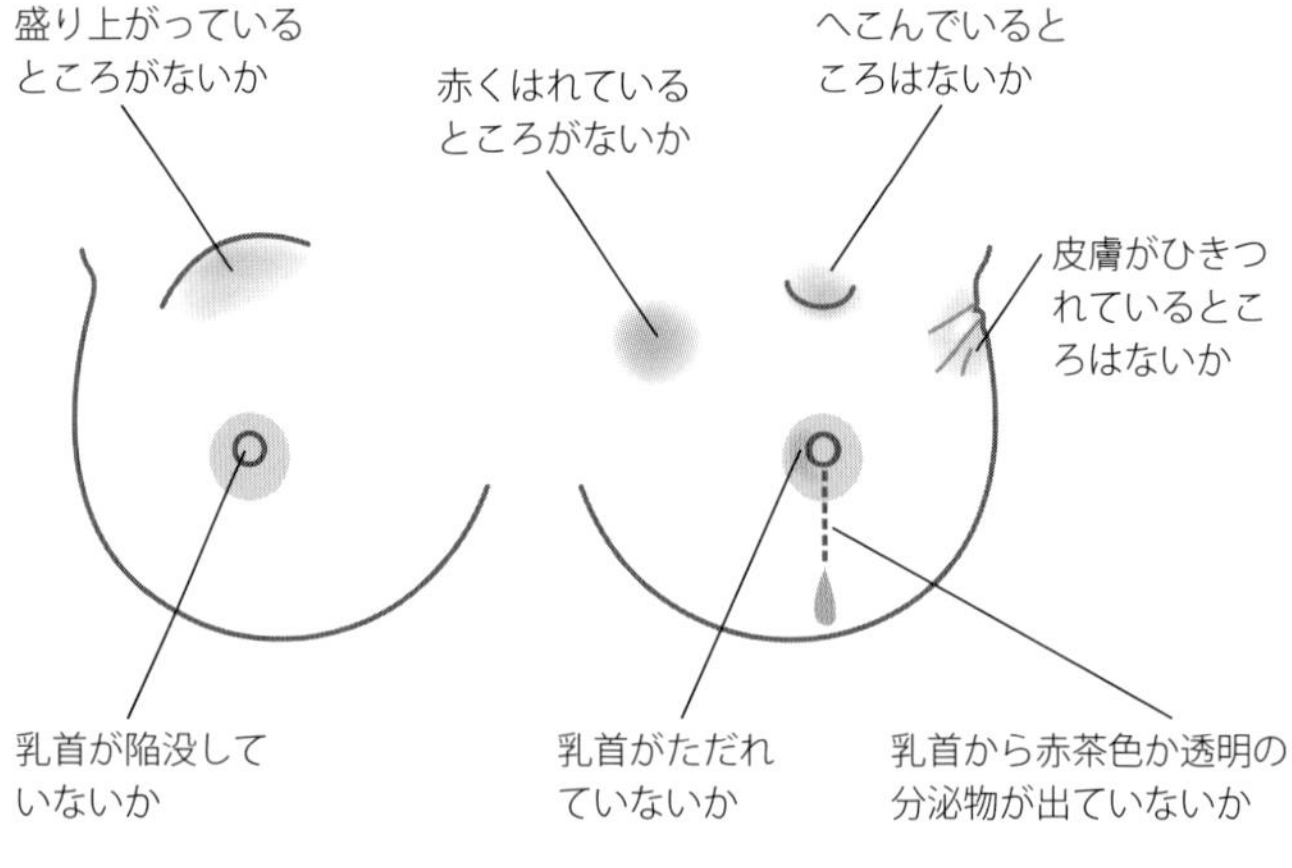

盛り上がっているところがないか
赤くはれているところがないか
へこんでいるところはないか
皮膚がひきつれているところはないか
乳首が陥没していないか
乳首がただれていないか
乳首から赤茶色か透明の分泌物が出ていないか

Zoom-eye

さわってチェック

【立ってさわる】

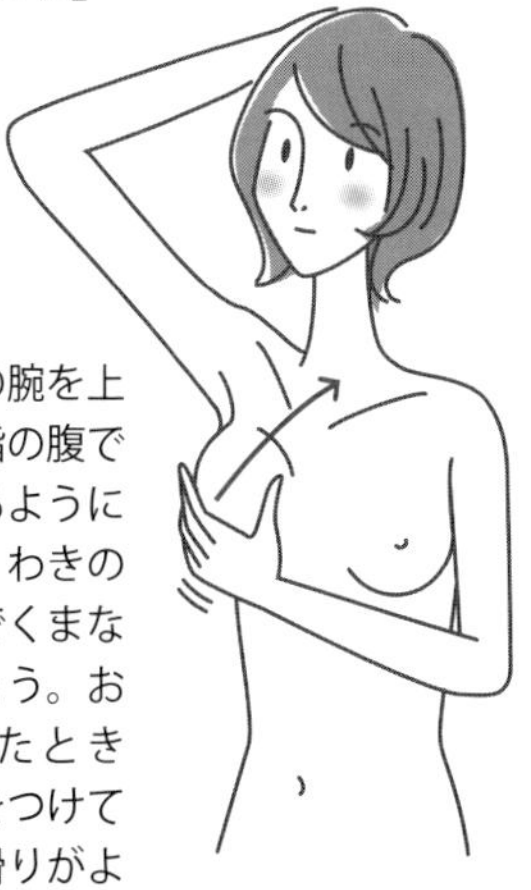

検査する側の腕を上げ、乳房を指の腹ですくい上げるようにさわります。わきの下のほうまでくまなく調べましょう。お風呂に入ったときに、石けんをつけてさわると、滑りがよくなり調べやすくなります。

【さわる範囲】

鎖骨の下から胸全体を。
外側はわきの下まで。

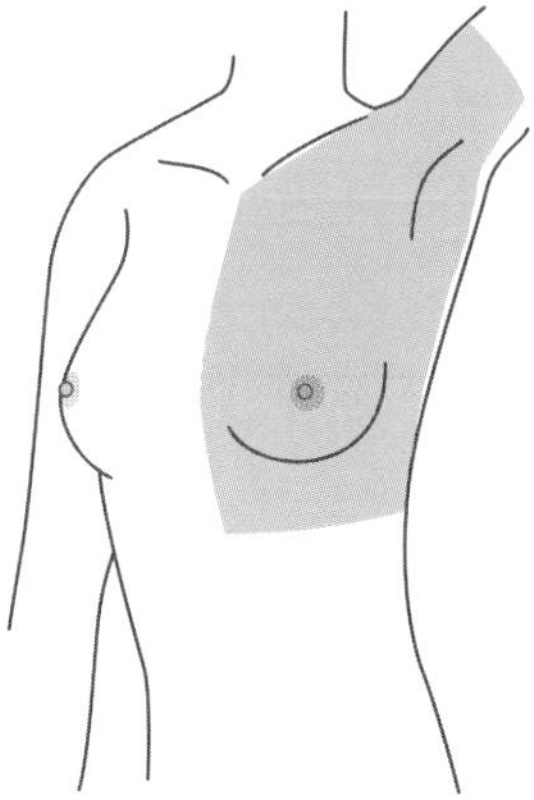

【寝てさわる】

検査する側の腕を上げて調べます。肩の下に座布団や枕を入れると、乳房が広がって調べやすくなります。

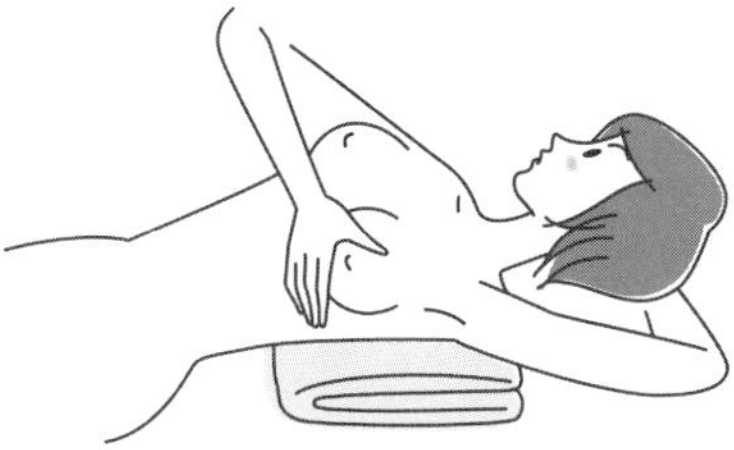

4本の指の腹をそろえて、乳房の上を滑らせるようにさわります。

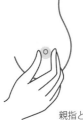

親指と人差し指で乳首や乳輪をつまみ、乳頭から分泌物が出ないかを調べます。

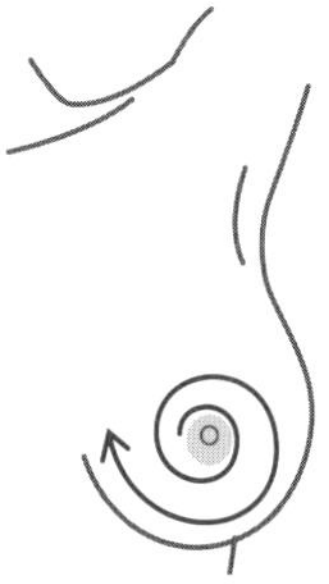

円を描くように

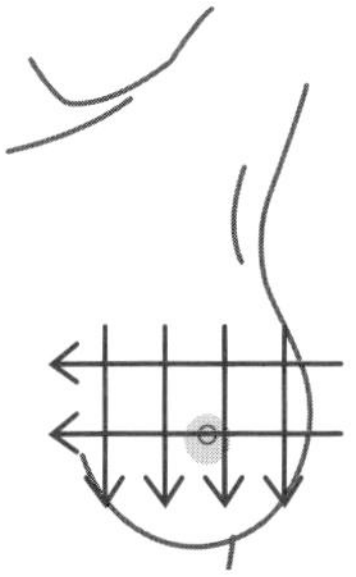

縦横に平行線を引くように

手術後の定期検診は最低限にとどめるのが一般的

乳がんの早期発見・早期治療は、術後の経過に大きく影響をおよぼします。そのため治療後、もし再発したらという思いから、定期的に検査を受けていないと安心できない人が多いようです。

しかし、実際のところ再発の早期発見はそれほど重要でないことがわかってきました。つまり、術後の薬物療法や放射線療法を終えてから定期的に画像診断などを行い、再発を早く見つけて治療をした場合と、検査などを行わずに再発の症状（196ページ参照）があらわれてから治療を開始した場合では、予後に差がないということです。

再発を早期に発見することのデメリットも指摘されています。いろいろな検査を受け続けると、そのたびに結果を気にして、生活の質（ＱＯＬ）が低下します。さらには、ひとつの検査で異常が疑われたとき、針を刺して体の一部をとって検査するなど、次の検査で生じる負担もあります。

再発を早期に発見した場合は、再発の治療期間が長くなり、心身ともにつらい時期が長く続くことになります。また治療費が生活を圧迫することで、経済的負担もはかりしれません。再発を気にして多くの検査をするよりも、再発についての知識を身につけ、生活の質の向上を重視することが大切です。

年1回のマンモグラフィで反対側の乳房検査を

術後は問診・視触診など、定期的に病院を受診し、医師とコミュニケーションをとることが大切です。そのときに、もし気になることがあれば相談するようにしましょう。反対側の乳房に関しては、年に一度のマンモグラフィ検査と、月に一度の自己チェックをしていきましょう（170ページ参照）。

Zoom-eye

再発を早期発見するかどうかの考え方について

●再発を頻繁な検査により早期発見した場合

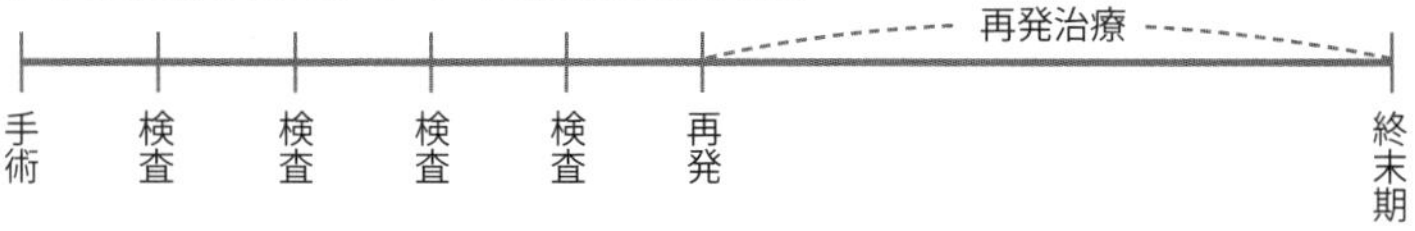

→検査による精神的・経済的負担が大きい。検査による合併症のリスクも。再発治療の期間が長くなり QOL が低下。

●再発症状が出て再発に気づいた場合

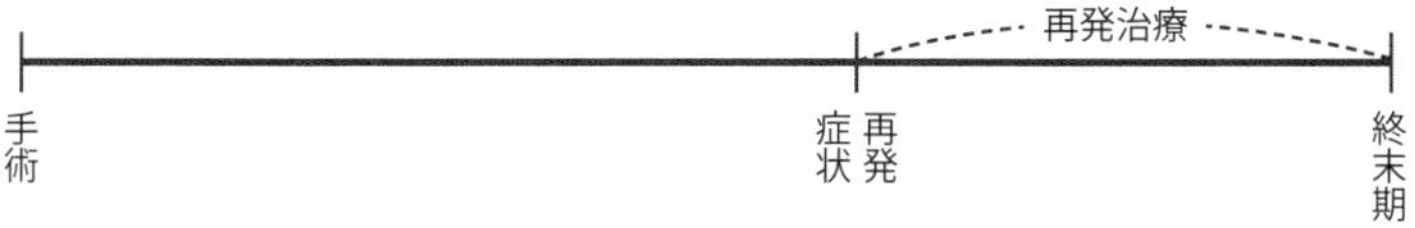

→再発症状が出るまでは、乳がんから離れた生活を過ごす。再発治療の期間が短くなり経済的負担も小さい。
※問診などの定期検査と反対側乳房のマンモグラフィ検査は行う必要があります。

まとめNOTE

定期検診で行う検査と目安

●問診、視触診

手術後１～３年目までは、３カ月ごとに。それ以降は半年から１年ごとに受けるのが望ましいとされています。

●マンモグラフィ検査

年に１回受ければ、新たにできた乳がんの早期発見に役立ちます。

●血液検査やMRIなどの画像検査

体に異常を感じたときに、必要に応じて行います。何も症状がない場合は定期的に行う必要はありません。

よくあるハテナ

Q抗がん剤治療をしている間は、インフルエンザの予防接種は受けたほうがいいのでしょうか。

A抗がん剤治療中にとくにインフルエンザに感染しやすくなるということはありません。しかし抗がん剤の影響で白血球が減少すると抵抗力が弱まり、肺炎などを起こしやすくなります。インフルエンザの流行期に抗がん剤治療を行うことがわかっている場合は、感染して重症化することを避けるために、インフルエンザワクチンの接種をしておくようにしましょう。

column 13

フォローアップの検査は必要なものを必要なときに

乳がんの治療は、手術後も定期的な経過観察が長期にわたって必要です。この定期検診をフォローアップといいます。診療ガイドラインでは、問診や視触診、マンモグラフィ検査などのフォローアップを定期的に行うことを推奨しています。

しかし実際には、再発を早期に発見したいという思いから、これらの検診に加えて、腫瘍マーカーや画像診断など、できるだけ多くの検査を希望する人がいます。173ページでも示したように、再発の場合、早期に発見して治療を始めても、症状が出てから治療を始めても、その後の経過にかかわりがないことが明らかになっています。

●念のための検査は、マイナス効果もある

検査は、そのたびに肉体的にも精神的にも大きな負担になります。加えて検査にかかる費用もばかになりません。もちろん、何か気になる症状があるときは、主治医に正確に伝え、その原因をつきとめるために検査が必要になることもあります。しかし、不安を解消する目的で、症状がないときに〝念のために〟腫瘍マーカーや画像診断などの検査を頻繁に行うことはすすめられません。必要以上の検査を受けることのマイナス面も考え、主治医とよく相談してフォローアップをしていくようにしましょう。

【あまり推奨できない手術後の念のためのおもな検査と費用】

●腫瘍マーカー　4000円

乳がんの腫瘍マーカーは、再発した乳がんに対する治療効果の指標となることがありますが、再発を見つけるための効果はありません。

●胸部X線　5000円

肺や心臓の病気を調べるときに行われますが、転移を診断するためには有用ではありません。

●MRI　30000円

手術前に腫瘍の位置や大きさを調べ切除範囲を決めるのに役立てる検査ですが、フォローアップとしての有用性は確立していません。

●PET／PET-CT　94000円

全身のどこにがん病変があるのかを調べる検査ですが、フォローアップとしての有用性は確立していません。

●骨シンチグラフィ　57000円

骨の転移を調べる検査。骨への転移が疑われる症状がある場合に行います。

※検査費用はおおよその金額で、３割負担の場合の患者負担額は、表示金額の３割です。

※それぞれの検査内容については→P68-69参照

Part 5

仕事とお金はどうする？

仕事をしている人にとって、治療中に仕事をどうするかは、とても大きな問題です。同様に、治療にどのくらいの費用がかかるのかも考えずにはいられません。利用できる公的制度を理解するとともに、治療中の不安をひとつひとつ解消していきましょう。

がんが治ってから働くのではなく、働きながら治療することを考えましょう

自分にとって仕事とは何なのかをよく考え、そのうえで、やはり仕事を続けていきたいと思うのであれば、仕事をあきらめずに、治療をしながら働く方法を考えていきましょう。

基本的には、手術を終えて退院し、主治医の許可が出れば仕事に復帰することができます。むしろ家に閉じこもっているよりも、仕事に復帰したほうが、気がまぎれるというメリットもあります。

診断されたときには、これから先の治療を考えるとどうしていいかわからない、仕事との両立ができるか想像もつかないという人がほとんどです。そんなときには、ひとりでかかえこまずに、主治医に相談しましょう。「治療が最優先なのに、仕事のことまで相談できない」と思う人もいますが、仕事で得る収入がなければ治療もままならないというケースもあるはずです。

会社に何をどうしてほしいのか具体的な説明ができるように

手術などでしばらく休んだあと、通院をしながら仕事を再開する場合、いきなり治療前と同じ勤務をするには無理があります。復帰前に勤務先の上司に病状や今後の治療について報告し、仕事量の調整などを相談しておきましょう。

会社側はあなたが治療しながら働くにあたって、「具体的にどんな配慮が必要なのか」「治療の期間と見通しはどうなのか」「今後の働き方に対して本人はどう考えているのか」この3点を知りたいと思っています。

まずは自分の病気について会社側にきちんと説明ができるように、左ページの「私の治療シート」を参考に、わかりやすくまとめておきましょう。

私の治療シート

現在の自分の病状を把握するために、
治療に関する情報を整理しておきましょう。

記入日：　　　年　　月　　日

●治療に関する状況

・担当医師

・連絡先

・既往症

・現病歴

〈経過等〉

〈これまでに受けた治療〉

☐ 手術　☐ 抗がん剤治療　☐ 内分泌治療　☐ 分子標的治療

☐ その他（　　　　　　　　　　　　）

●現在の治療状況

☐ 入院治療中　入院期間（　　　）日（予定を含む）

☐ 外来治療中

☐ 定期的な検査入院中　週（　　　）回

☐ その他

〈現在の治療内容〉

☐ 手術　☐ 抗がん剤治療　☐ 内分泌治療　☐ 分子標的治療

☐ その他（　　　　　　　　　　　　）

●今後の治療方針スケジュール

（　　　　　　　　　　　　）

●療養上、就労上の留意点

・日常生活上

（　　　　　　　　　　　　）

・就労上

（　　　　　　　　　　　　）

●関係者への伝達・要望事項

・職場へ

（　　　　　　　　　　　　）

・その他

（　　　　　　　　　　　　）

●自分の現在の心境

（　　　　　　　　　　　　）

（参考資料：厚生労働科学研究費補助金がん研究事業）

業務上の配慮事項を書いた診断書兼意見書の活用

仕事上の配慮事項といっても、職種によって配慮すべき内容は違ってきます。自分にとって、業務上どのような配慮を求めるべきかわからない場合は、主治医に復職に関する意見と配慮事項を記載した「診断書兼意見書」の作成をお願いするとよいでしょう。診断書兼意見書は、病状や治療計画、治療にともない予想される症状、就労上必要な配慮についての主治医の意見をまとめたものです。

企業には、労働者が業務上の危険から守られるよう配慮しなければならないという安全配慮義務があります。無理なく仕事を続けられるよう、必要な希望はしっかりと伝えることが大切です。

休職中は定期的に会社に連絡を

休職中は、仕事はどうなっているのか、自分の居場所は残っているのかなど、気になることはいろいろあるでしょう。しかし、会社側もあなたがどういった状態なのかを心配しているはずです。自分の状況や見通しを定期的に会社に報告して、会社とのコミュニケーションをとるようにしましょう。

休職中は、基本的に会社側からは連絡はきません。おりにふれ、自分のほうから連絡をするように心がけましょう。たとえば、月に一度、給与明細などの書類が会社から届くときに、報告とお礼をかねたメールをするのもよい方法です。上司に定期的に電話連絡をするのもよいでしょう。

復職の日が近づいてくると、体力が続くか、会社の人は受け入れてくれるか、いろいろな思いで不安が広がってくるものです。休職中は生活習慣が乱れがちなので、まずは生活のリズムを整えることから復職の準備を始めましょう。出勤するのと同じ時間に起き、外に出て図書館などで勤務時間を過ごし帰宅する「模擬出社」で、体力的に大丈夫かを確認するとよいでしょう。

column 14

抗がん剤の治療で一時的に今までできていたことができなくなることも

抗がん剤治療では、さまざまな副作用がみられますが、ときに「物忘れがひどい」「頭がモヤモヤする」「言葉がうまく思い出せない」「作業に集中できない」といった症状が起こることがあります。抗がん剤の治療中、また治療後に起こる、こうした一時的な記憶力、思考力、集中力低下の症状を「ケモブレイン(Chemobrain)」といいます。

●原因や対処法などの解明はこれから

ケモブレインは、まだ謎が多い副作用です。抗がん剤治療を受けた人すべてに起こるわけではなく、起こりやすい時期もわかっていません。治療期間のみで症状がおさまることもあれば、治療後長く続くこともあります。

抗がん剤のみがその原因であるかどうかも特定されておらず、予防法、対処法とも、現在研究が進められているところです。

●自分を責めたりせずまずは医師に相談する

ケモブレインでは、作業を終えるまでに時間がかかったり、一度に複数の作業をこなすのが難しくなったりと、今までできていたことができなくなることも起こります。うまく物事がこなせず、簡単なことにもミスが続くと、情けなくなり、自分を責めてしまいがちです。

また、ケモブレインの症状は更年期や加齢によってもみられるため、そのせいと考えてあきらめてしまう人もいます。

「がんの治療により、認知症と似たような症状があらわれることがある」と覚えておきましょう。そして、今までと違う、何かおかしいと感じることがあれば、遠慮せずに医師に伝え、相談をすることが大切です。

もし症状があらわれたら

あせりは禁物です。以前より生活や仕事のペースを少し落とし、調子に合わせてゆっくりとペースを戻していきましょう。ケモブレインの症状を軽減すると考えられるのは次のようなことです。

- パズルを解いたり、興味のある講義を聞いたりして、頭の体操をする
- やるべきことや大事な用件、予定などをこまめにメモする
- 規則正しい食事、適度な運動、十分な休息、睡眠を心がける
- 作業や大事な話をするときは、騒がしい場所を避けて静かな環境で

転職して新たな仕事を始めるという選択肢もあります

100％の自分で仕事に取り組むことができない、治療のために休みが多くなるので職場に迷惑をかけてしまう、そういったさまざまな思いから、これまでの仕事をやめてしまうケースは少なくありません。実際に乳がんになった人の約3割が、職を変えているといわれています。また、がんに対する社会の理解が十分でないために、職場の理解が得られず、やむをえず転職しなければならないケースもあるでしょう。

今までのスキル、興味が生かせる仕事を考えるとともに、現在の自分の状態に無理のない仕事選びをしていきましょう。

転職や再就職をするときはハローワークの支援を活用

転職先を探す中で、だれもが悩むのが、病気のことをどう伝えるかです。がんと伝えるのがいいかどうかに、正解はありません。会社や担当者によっても考えが違うでしょう。

厚生労働省では長期療養者就職支援事業（がん患者等就職支援対策事業）として、長期にわたる治療が必要な人の就労支援を行っています。全国の指定されたハローワークに就職支援ナビゲーターを配置し、個々の希望や治療状況をふまえた職業相談・職業紹介を、がん相談支援センターと連携しながら行っています。また就職支援ナビゲーターは、がん診療連携拠点病院でも出張相談を行っています。

転職を考えるときは、まずはハローワークに相談してみることをおすすめします。履歴書の書き方や面接のポイントなど、不安に思っていることを相談できます。同じ病気をかかえて仕事を探している人の情報などもつかめるでしょう。

知っとこ! ハローワークでは気がねなく相談を

「病気の治療中でも、就職先はあるのだろうか……」という不安は、ハローワークへの足も遠ざけることでしょう。しかし、病気でも働くことを選択し、仕事を探している人は自分ひとりではありません。

- **がん患者専用の求人はありますか?**
- **今、求人は多いですか?**
- **私のような状況(症状や通院)でも仕事はありますか?**
- **週に3日程度の仕事はありますか?**
- **これから治療が始まるので、今後の見通しがつきにくいのですが、仕事の相談をしてもいいのでしょうか?**

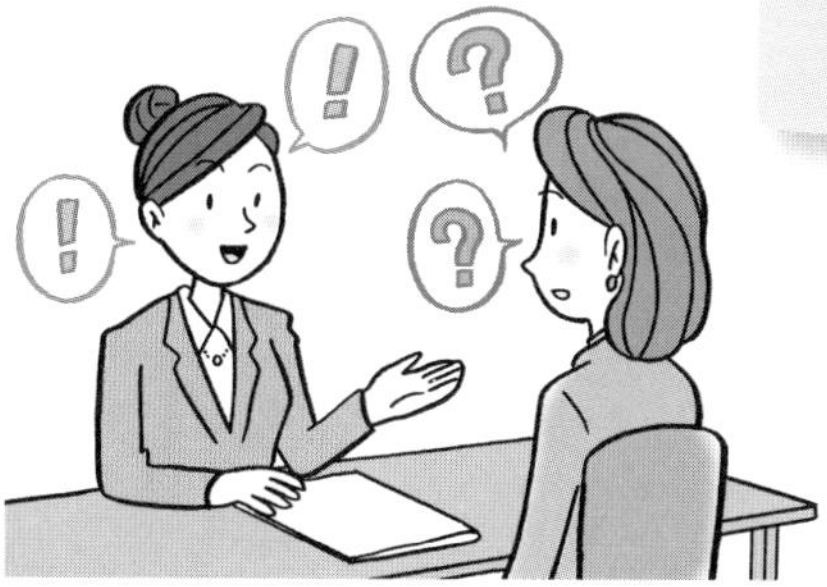

これらはよくハローワークで聞かれる相談内容です。個別相談では、自分の仕事探しのきっかけになることもいろいろあります。まずは、思い切って相談してみることが大切です。

よくあるハテナ

Q 派遣契約で働いていますが、契約期間中にがんの診断を受け、 術前化学療法のために月に2〜3回の通院が必要になりました。派遣先と派遣元に伝えたところ、 病気が治るまで休んでほしいと言われました。まだ契約期間が残っているのに、納得いきません。どうしたらよいでしょうか。

A 派遣という働き方は、派遣元企業と契約した派遣社員が、派遣先企業で仕事をするものです。そのため、病気やケガによって、派遣先が求める内容の勤務ができないことを理由に、派遣先が契約を更新しなかったり、契約期間の途中で契約を終了することが可能です。しかし、もし有給を使うなどして、月に2〜3回の通院がカバーできるなど、定められた労働条件の範囲内で業務を継続できる場合には、派遣元に相談して、派遣先に理解してもらえるように働きかけることができます。

最初のアプローチ
履歴書でのマイナス表現は避ける

履歴書にはさまざまな書式があり、健康状態を記す欄があるものもあります。まず頭を悩ませるのは、履歴書に病気のことを書くべきかという問題です。現在の健康状態を記せばいいので、病名や既往歴を書く必要はありません。その会社の業務ができる健康状態であるかどうかが最も重要です。

病気が完治したことを「医学的治癒」といいます。がんであっても社会生活を送るには問題ない状態になったならば、これを「社会的治癒」といいます。主治医に「もう仕事をしても大丈夫ですよ」と許可が出たら、これは社会的治癒にあたり、履歴書の健康状態を記す欄には「良好」と書いても問題ないとされています。健康状態を書く欄のないタイプの履歴書もあります。これらを使う工夫もよいでしょう。

一方で、会社に配慮してほしいことがあれば、病気のことは書いたほうがいい場合もあります。「持病により3カ月に1回程度の通院が必要ですが、業務に問題はありません」など業務に支障がないことを伝えましょう。マイナスな表現はできるだけ避け、必要な内容を具体的に書くとよいでしょう。

面接で伝える志望動機や自己PRを

面接では、病気や通院のことを伝えなくてはいけないのか、病気を隠していたらどうなるのかなど、聞かれたくない内容について悩むことでしょう。

病名は個人情報であるため、自分から病名を公表する必要はありません。会社が知りたいのはがんのことではなく、志望動機や、あなたの能力のほうです。ほかの応募者同様、経験やスキル、会社に貢献できることなどの自己PRを明確にすることがなによりも重要です。

ただ会社は、労働者が安全に働くために配慮しなければなりません。重いものは持てない、立ち続ける仕事は避ける、通院の必要性など、健康上で会社に配慮してほしいことは伝える必要はあります。

知っとこ！ 就労セカンドオピニオンの電話相談

就労に関して、なかなか相談できずにひとりで悩んでしまっていませんか。がんを経験した社会保険労務士、産業カウンセラー、キャリアコンサルタント、ソーシャルワーカーらが、電話で対応してくれる電話相談があります。事前予約制で、「CSR プロジェクト」のホームページから申し込むことができます。相談時間はひとり 40 分で、対象は働くがん体験者もしくは、今後働く意思のあるがん患者（復職、休職中を含む）とその家族です。

ファミリーサポートセンター

女性労働協会では、子育てや介護で困ったときに援助を求める人と、援助の手を差し伸べたい人が会員となり、地域で助け合う制度『ファミリーサポートセンター』を運営しています。仕事で遅くなったときに保育園のお迎えに行ってもらったり、夏休み中の子どもを預かってもらえるなど、さまざまなサポートを行っています。

病気の治療を受けるときに子どもを預かってもらうこともできるので、困っている人は検討してみるとよいでしょう。インターネットで「ファミリーサポートセンター」で検索できます。

よくあるハテナ

Q 職歴のブランクについて聞かれたら、がんであったことを伝えるべきですか？

A 職歴のブランクについて質問された場合も「がんで療養していた」と伝える必要はありません。言いたくない場合は、その間に学んだこと、身につけたことなどの、プラス面を伝えるとよいでしょう。

Q 採用後にがんのことがわかったら、採用取り消しにされてしまうのでしょうか？

A がんのことを伝えずに採用された場合、がんであることが会社に知られたら解雇されるのではと不安に思う人も少なくありません。入社前に健康診断があり、そこで病名が知られても、病気のせいで決められた業務がきちんと遂行できないような場合を除き、会社があなたの採用を取り消したり、解雇することはできません。健康診断の問診のときに、医師に自分の健康状態が業務に支障のないことを伝えるようにしましょう。

安心して治療を受けるために治療費について知っておきましょう

検査から手術、そして術後の放射線療法、薬物療法と、乳がんの治療は長期にわたります。仕事を休んで収入が減り、そこに治療費の出費がかかってくるのですから、経済的に厳しい状況におちいるケースもめずらしくありません。

乳がんはサブタイプによって、薬物療法の内容が異なります。たとえばホルモン受容体陽性、ＨＥＲ《ハー》２《ツー》陰性ならば、抗がん剤治療は行わずに内分泌治療のみ、ＨＥＲ２陽性タイプならば分子標的治療薬のトラスツズマブ（商品名・ハーセプチン）と抗がん剤を組み合わせて使います。薬の費用は人によって幅がありますが、たとえばトラスツズマブはそれだけで年間60万円以上みておく必要があります。

治療費のほかにも、入院時には、差額ベッド代や日用品などにかかる雑費、家族の交通費、保険の給付を申請するなら診断書代も必要になります。

今後どの程度の治療費がかかってくるのかをまずは把握しましょう。治療方針が決まった段階で医師によく聞いて、具体的に治療費をどう捻出していくか計画を立てておきましょう。

医療費や生活費に困ったら医師や病院に相談を

医療費が一定の金額を超えたら戻ってくる「高額療養費制度」（186ページ参照）を利用することで、経済的な負担をだいぶ軽減することができます。これら社会保障制度については、病院の相談窓口やがん相談支援センター（20ページ参照）でくわしい内容を聞くことができます。

自分にとって最適な治療を続けるために、自分ひとりで悩まずに、まずは相談できるところを積極的に利用するようにしましょう。

知っとこ！ 「がん治療費 .com」

NPO（特定非営利活動）法人「地域チーム医療推進協議会」が運営する「がん治療費 .com」は、がんの部位や病期などを入力すると、想定される治療費の目安を具体的に算出してくれるサイトです。治療１年目から５年目までの各年の治療費が項目ごとに表示され、今後の生活のめどを立てていくための参考になります。

Data 治療費の例

※おおまかな治療費の目安です。自己負担金は健康保険適用による３割負担の金額です。入院費には差額ベッド代は含まれていません。

●30代　ホルモン受容体陽性・HER2陰性・Ki-67低値で抗がん剤治療を行わない場合

手術	乳房部分切除術およびセンチネルリンパ節生検／１週間の入院	約25万円
放射線療法	５日間×５週間	約5000円×25回 +初回管理費など＝約15万円
術後薬物療法	抗エストロゲン剤　５年間	約25万円
	LH-RHアゴニスト製剤　2年間	約30万円
		合計　約95万円

●40代　ホルモン受容体陽性・HER2陽性の場合

手術	乳房部分切除術およびセンチネルリンパ節生検／１週間の入院	約25万円
放射線療法	５日間×５週間	約5000円×25回 +初回管理費など＝約15万円
術後薬物療法	抗がん剤／３週ごとドセタキセル４回+ ３週ごとFEC療法４回	約30万円
	分子標的治療薬／３週ごとトラスツズマブ	約67万円
	抗エストロゲン剤　５年間	約25万円
	LH-RHアゴニスト製剤　2年間	約30万円
		合計　約192万円

●50代　ホルモン受容体陽性・HER2陰性、乳房再建を行う場合

術前薬物療法	抗がん剤	約30万円
手術	乳房切除術およびセンチネルリンパ節生検／同時に再建のためのティッシュエキスパンダー挿入／１週間の入院	約26万円
術後薬物療法	アロマターゼ阻害薬　５年間	約35万円
乳房再建術	人工乳房に入れ替える手術（半年後）	約24万円
		合計　約115万円

治療費の負担を軽くするために高額療養費制度を利用しましょう

治療費の負担を減らすために、ぜひ知っておいてほしいのが高額療養費制度です。これは1カ月に支払った医療費がある一定金額（自己負担限度額）を超えたときに、その超えた金額の払い戻しを受けることができる制度です。公的医療保険に加入している人ならば、だれでも利用することができます。

自己負担限度額は年齢や所得によって異なります。もし自己負担額が高額療養費の対象にならない場合でも、同世帯の人の医療費（69歳以下の場合は2万1000円以上の自己負担のみ）を合算することができるので、それが自己負担限度額を超えた場合には、高額療養費の支給対象となります。ほかにも1年間に高額療養費の適用が3回以上あった場合は「多数回該当」といい、4回目からは自己負担限度額がさらに軽減される制度もあります。

高額療養費制度は、自分で申請しなければ払い戻しを受けることができません。加入している公的医療保険に問い合わせて、申請方法などを確認しましょう。

限度額適用認定証の申請で窓口負担も軽減

高額療養費はいったん病院の窓口で治療費を支払い、それがあとから払い戻しになるしくみなので、一時的とはいえ多額の医療費をたてかえなくてはなりません。しかし、あらかじめ「限度額適用認定証」の交付を受けておくことで、窓口での支払いを自己限度額にとどめることができます。

これまでは入院費用のみ、この制度が認められていましたが、平成24年（2012年）4月から、外来診療でもこの制度を利用できるようになりました。

知っとこ! 高額療養費制度の自己負担限度額

69歳以下の方

	適用区分	ひと月の自己負担上限額(世帯ごと)	多数回該当
ア	**年収 約1,160万円～** 健保:標準報酬月額83万円以上 国保:旧ただし書き所得901万円超	252,600円+ (医療費－842,000円)×1%	140,100円
イ	**年収 約770万～約1,160万円** 健保:標準報酬月額53万～79万円 国保:旧ただし書き所得600万～901万円	167,400円+ (医療費－558,000円)×1%	93,000円
ウ	**年収 約370万～約770万円** 健保:標準報酬月額28万～50万円 国保:旧ただし書き所得210万～600万円	80,100円+ (医療費－267,000円)×1%	44,400円
エ	**～年収 約370万円** 健保:標準報酬月額26万円以下 国保:旧ただし書き所得210万円以下	57,600円	44,400円
オ	**住民税非課税者**	35,400円	24,600円

注:ひとつの医療機関等での自己負担(院外処方代を含みます)では上限額を超えないときでも、同じ月の別の医療機関等での自己負担(69歳以下の場合は21,000円以上であることが必要です)を合算することができます。この合算額が上限額を超えていれば、高額療養費の支給対象になります。

70歳以上の方

	適用区分	ひと月の自己負担上限額 外来(個人ごと)	(世帯ごと)	多数回該当
現役並み	**年収 約1,160万円～** 標準報酬月額83万円以上/課税所得690万円以上	252,600円+(医療費－842,000円)×1%		140,100円
現役並み	**年収 約770万～約1,160万円** 標準報酬月額53万円以上/課税所得380万円以上	167,400円+(医療費－558,000円)×1%		93,000円
現役並み	**年収 約370万～約770万円** 標準報酬月額28万円以上/課税所得145万円以上	80,100円+(医療費－267,000円)×1%		44,400円
一般	**年収 156万～約370万円** 標準報酬月額26万円以下/課税所得145万円未満等	18,000円(年間上限144,000円)	57,600円	44,400円
住民税非課税など	Ⅱ住民税非課税世帯	8,000円	24,600円	適用なし
住民税非課税など	Ⅰ住民税非課税世帯(年金収入80万円以下など)	8,000円	15,000円	適用なし

Zoom-eye

69歳以下の年収約370万～約770万円の人、1カ月100万円の医療費で窓口負担(3割)30万円を支払った場合

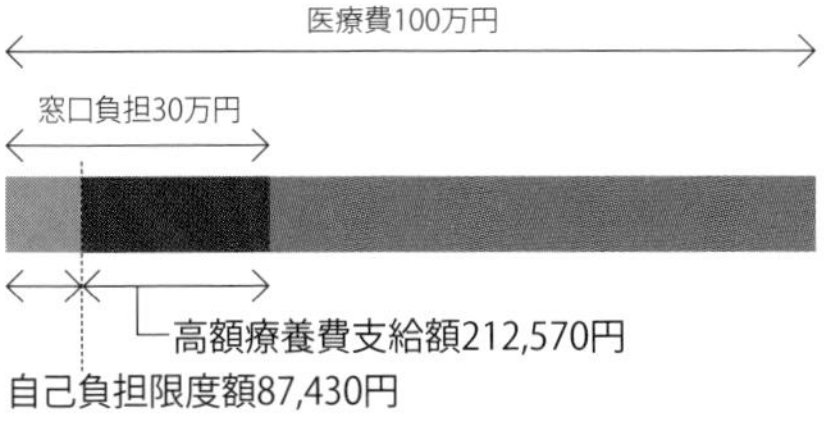

※ただし高額療養費は1カ月ごとに申請するため、月をまたいだ場合は別計算になります。たとえば左記の医療費100万円が50万円(窓口負担15万円)ずつ2カ月にまたいでかかった場合には、
自己負担限度額＝80,100円＋(500,000円－267,000円)×1%＝82,430円
1カ月分の高額療養費支給額＝150,000円－82,430円＝67,570円
2カ月分の高額療養費支給額の合計は67,570円×2＝135,140円となり、窓口負担が同じ30万円としても、1カ月に30万円払った場合は212,570円戻ってくるのに対して、77,430円戻ってくる金額が少なくなります。

医療保険などを契約している場合は保険金給付の手続きを忘れずに

病気やケガに備えて、生命保険や医療保険に加入している人も多いことでしょう。とくに、がん保険に入っている場合は、がんと診断された時点で100万円の一時金が出たり、通院給付金が出るものなど、がんの治療をしっかりサポートしてくれる保障が充実しています。また医療保険にがんの特約がついているものもあります。

保険の給付金は、自分から請求しなければ受け取ることはできません。乳がんと診断された場合は、まずは自分の加入している保険の保障内容を確認しましょう。

保障期間に入っているか、乳がんが保障の対象になっているか、入院日数などの規程はどうなっているかなど、保険契約をしたときに受け取った契約書にしっかり目を通しましょう。がんの場合は、1回限りしか給付金が出ないものと、再発したときにも給付金が出るものがあります。

がん体験者も加入できるがん保険もある

乳がんは30代の若い世代でも発症が増えているため、自分はまだ大丈夫だと医療保険やがん保険に加入をしていなかった人も多いことでしょう。保険とは病気になる前に、いざというときに備えて加入するものなので、がんの診断を受けてしまうと、基本的に保険に加入することはできません。

しかしがんは治療が終わっても、再発のリスクがあります。そのため再発したときの治療費に備えられるよう、がん体験者でも入れるがん保険もあります。ただし治療を終えてからの経過年数や年齢など、加入条件がこまかく定められています。くわしくは保険会社に問い合わせてみるとよいでしょう。

知っとこ! 給付の手続きの手順

①保険会社に連絡する	乳がんの治療を受けたら、保険会社に連絡して次のことを伝えましょう。 保険証券の番号／入院・手術・通院をした人の名前／入院・手術・通院などの請求内容／病気・事故などの請求原因／疾病名・手術名、入院日・手術日・退院日、通院の有無など

↓

②請求書類を提出する	保険会社から手続きのための必要書類が届くので、必要事項を記入します。保険会社所定の入院・手術等診断書（証明書）などの必要書類を添えて、保険会社に提出します。

↓

③給付金の受け取りと、内容・金額の明細を確認する	給付金は保険会社の所定の日数以内に指定の金融機関の口座に振り込まれます。受け取り内容と金額の明細書が送付されるので、請求内容と金額が正しいかを確認しましょう。

ちょこっとレクチャー 請求漏れしやすいケースとは

●複数の特約がある場合

ひとつの契約にいくつかの特約を付加している場合、たとえば「がん入院特約」と「疾病入院特約」を付加していて、がんで入院したときは、両方の特約から給付金が受け取れる可能性があります。

●入院・手術・通院をした場合

退院直後に入院、手術等の給付金を請求し、その後に通院した場合、「通院特約」を付加していれば、あらたに請求することで通院給付金を受け取れることがあります。

●入院中に死亡してしまったとき

入院して手術などの治療をしたけれど死亡してしまった場合、死亡保険金と入院給付金、手術給付金が受け取れることがあります。

★保険の契約内容をよく確認して、請求漏れのないようにしましょう。

column 15

治療中の痛みやさまざまな症状をコントロールする

手術の痛みは1年ほどの間に少しずつやわらいでいきます。でも、がんの痛みは、それだけではありません。放射線療法や、薬物療法からくる痛み、不快な症状もあります。副作用として起こる症状のほかにも、痛む腕をかばったことからくる痛みや、精神的なことからくる痛みなどもあります。

大きな痛みや不安があると、小さな痛みはなおざりにしてしまいがちですが、その痛みが、あるとき大きなものになって、救急車で運ばれることもあります。神経質になることはありませんが、ふだんから症状を管理しておくことは大切です。痛みを感じたらどんどん相談しましょう。

●ほとんどの痛みがコントロールできる

がんは、先にもあげたように、多くのタイプの痛みが起こる病気です。しかし、痛みをがまんしている状態では、体調もすぐれず、がんの治療にも前向きになれません。がんとは関係ない痛みのように思えても取り除くことは必要なのです。

WHO（世界保健機関）では、がんの痛みは治療すべき症状として「患者さんには痛みをコントロールするために十分な鎮痛剤を要求する権利があり、医師にはそれを投与する義務がある」といっています。

また、WHOでは、経口薬を基本とする、定期的に投与する、痛みの強さに応じて鎮痛剤を段階的に選ぶなど、鎮痛剤の使い方の原則を決めています。そして、この薬の使い方で、ほとんどの痛みがコントロールできるという調査の結果が出ています。

●痛みをわかりやすく伝えることから

痛みは、人によって感じ方がさまざまです。口に出して伝えないと、医師や看護師も気づいてくれません。自分の痛みに合った薬を選ぶためにも、いつから、どうすると、どこが、どのように、どの程度痛いのか、その痛みのせいで何ができないのかなどをメモしておいて伝えましょう。薬を飲んだときの効果や副作用も伝えます。

痛みをコントロールして、日常生活を快適に送りましょう。

Part 6

再発したら どうするの？

考えたくはありませんが、現在は、どんなにしっかり治療をしても、乳がんが再発する可能性はゼロにはなりません。自分らしく過ごしながら乳がんと共存していくために、再発・転移についての知識も深めておきましょう。

平静の祈り

ラインホールド・ニーバーの祈り

神よ　変えることのできるものについて、
それを変えるだけの勇気をわれらに与えたまえ。
変えることのできないものについては、
それを受け入れるだけの冷静さを与えたまえ。
そして、
変えることのできるものと、
変えることのできないものとを、
識別する知恵を与えたまえ。

（大木英夫訳）

再発を告げられたあと、夜中に目が覚めて、「これが夢であったら……」「嘘であったらどんなにいいか」と思うことがあるかもしれません。しかし、この世の中には、自分の力ではどうしても変えられないことがあります。大変かもしれませんが、それをまず受けとめて平静になり、そこからできることを見つけていく。それとともに、変えられるものを見つけて、変えていく勇気をもつことが大切だと思うのです。

だれにも変えられないもののひとつは、人間はこの世に生を受けたときから、かならずこの世を去る日が来るということです。だれにでも、最期を迎えるときが来ます。大切なのは、それまでの時間をどう過ごすかです。

もともと乳がんにいろいろなタイプがある以上に、乳がんの再発には、再発した部位、程度、再発までの時間、今までの治療など、医学的にも多様な考慮すべき要素が加わります。治療の選択肢も数多くあります。そのなかで、自分が何をいちばん大切にしたいか、自分らしい時間をどのように過ごしていきたいかを、医療チームと相談しながら決めていくことが大切です。

ともに、変えられないものと変えられるものを、知恵をもって見分けながら、受け入れる平静さと勇気をもって前向きに歩んでいきましょう。

乳がんの再発には、局所に再発するものと遠隔転移するものがあります

手術でがんを切除して、放射線療法や薬物療法で再発を予防しても、しばらくたってからがんが再び発生することがあります。目に見えないくらい小さいがん細胞が、それまでの治療をのがれ、増殖してあらわれるのです。これを「再発」といいます。

乳がんの再発は、手術した側の乳房、骨や肺、肝臓など、さまざまな場所で起こり、手術した乳房や、その周りのリンパ節に起こる再発を「局所再発」、ほかの臓器に起こる再発を「遠隔転移」と呼びます。

時間を経て、手術した側と同側の乳房に乳がんが見つかることもありますが、再発したものか、新しく発生したものかは見分けることが困難です。新しく発生したがんは、「異時性同側乳がん」と呼びます。

乳房で発生したがんは、どこの臓器に転移しても乳がんの性質をもっています。そのため、肺に転移して発症したがんでも、「肺がん」とはいいません。

5年以内の再発が多いが10年以上たってからの再発も

多いのは手術から5年以内の再発です。ただ、乳がんの場合、がん細胞の増殖がゆっくりであるため、10年以上たっても再発することがあります。長く期間をあけて再発する乳がんはホルモン受容体陽性タイプが多く、手術後2～3年で再発する乳がんはHER2《ハーツー》陽性やトリプルネガティブのタイプが多いという特徴があります。

ホルモン受容体が陽性の乳がんだった場合は、長く再発の可能性が続きます。ただ、そのようなタイプは内分泌治療が効果を発揮する、たちのよいがんといえます。

逆に、手術後すぐに再発するタイプは一般的に、増殖スピードの速いがんと考えられます。

まとめ NOTE

乳がんの再発

局所再発
手術した側の乳房やリンパ節に発生したもの

遠隔転移
骨や脳、肺など、ほかの臓器に発生したもの

知っとこ! 乳がんが再発・転移しやすい場所

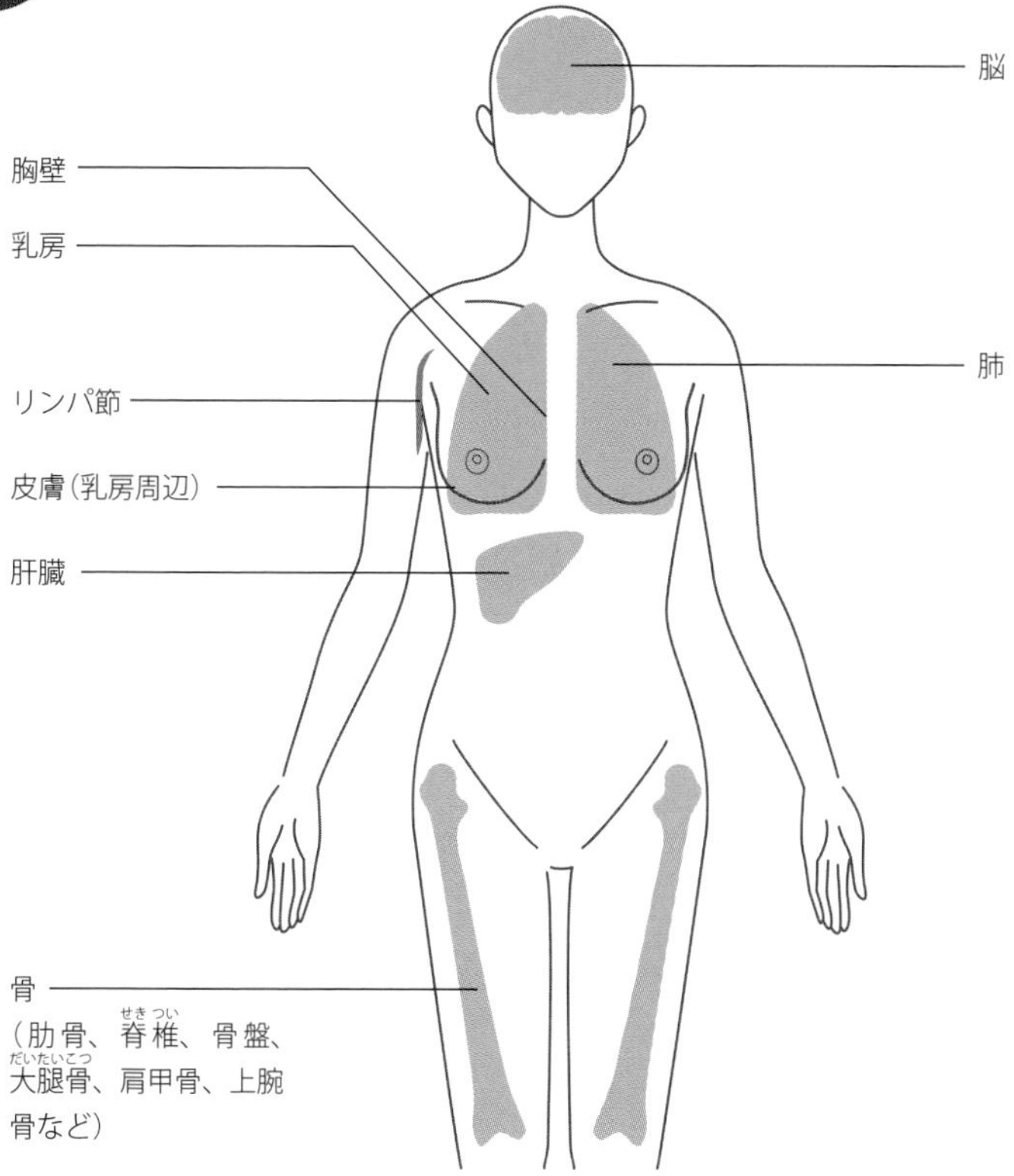

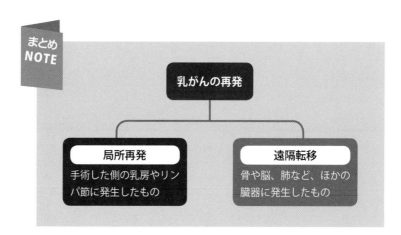

症状は転移部位や人によってさまざまです 2週間以上続く痛みがあれば検査を

乳がんの再発・転移は、さまざまな場所で起こるため、症状にも多くのものがあげられます。人によっても、症状の感じ方が大きく違い、無症状のまま過ごす人も多くいます。沈黙の臓器といわれる肝臓に再発した場合などは、自覚症状がなかなかあらわれません。

がんは、ゆっくりと進行しています。がんが原因の痛みなら、一度あらわれた症状が解消することはありません。急に痛くなって、様子をみていたらすっかりおさまったといった痛みの場合は、がんのほかに原因があることが多いと考えられます。注意しなければならないのは、強くなくても長く続く痛みです。

なんとなくだるい、何かの拍子にいつも痛いといった症状が1週間、2週間と続くようなら再発を疑って受診しましょう。局所再発のしこりやはれは、自己検診でも発見することができます。

病院では、症状があらわれた部位に合わせて、検査を行います。ほかに転移している部位がないかを検査することもあります。

治療法を検討するためにはさまざまな要素を確認する

再発・転移した乳がんは、症状がさまざまであるのと同様に、治療法にも多くの選択肢があり、一人ひとり異なる状態に合わせた多様な治療が可能です。治療方針を考えるときには、再発部位や症状、再発・転移までの期間、今までの治療の情報など、いくつもの要素が必要です。なかでも重要なことととされるのは、本人の生活や希望です。自分が何を優先したいのか考えながら、家族や主治医と相談して、治療方法を選択していきましょう。

ちょこっとレクチャー

おもな再発・転移場所による症状と検査法

●**乳房・リンパ節**
症状：しこり、はれ
検査：マンモグラフィ、超音波検査、CT、MRI

●**脳**
症状：頭痛や吐き気、麻痺《まひ》、知覚障害、言語障害など
検査：CT、MRI

●**骨**
症状：転移した骨周辺の痛みやしびれ、進行すると骨折も
検査：X線、骨シンチグラフィ、MRI、CT、PET

●**肺**
症状：息切れ、痰《たん》、せき
検査：胸部X線、CT

●**肝臓**
症状：おなかのはれ、みぞおち付近の圧痛、倦怠感、黄疸《おうだん》
検査：CT、超音波検査、血液検査

乳がんのツボ！

サブタイプが変わることもある

遠隔転移したがんが、乳房にあったときのがんとサブタイプが変化している場合もあることがわかっています。HER2陽性や、ホルモン受容体陽性だったものが、HER2陰性や、ホルモン受容体陰性になっていることも、その逆もあるのです。

サブタイプは、再発の治療を考えるときにも重要な情報です。そこで、安全にできるのなら、転移した部位の生検をしたほうがいいと考えられています。ただ、実際に生検を行うのは難しい場所への転移が多く、基本的には手術のときの病理診断から得たサブタイプの情報が使われています。

知っとこ！

治療法を選択するときの検討要素

- 再発・転移部位とその状態
- サブタイプ
- 今まで行われてきた治療内容
- 手術から転移・再発までの期間
- 年齢
- 閉経状況
- 基礎疾患の有無
- 本人の環境（家族、経済、仕事など）
- 本人・家族の希望、価値観

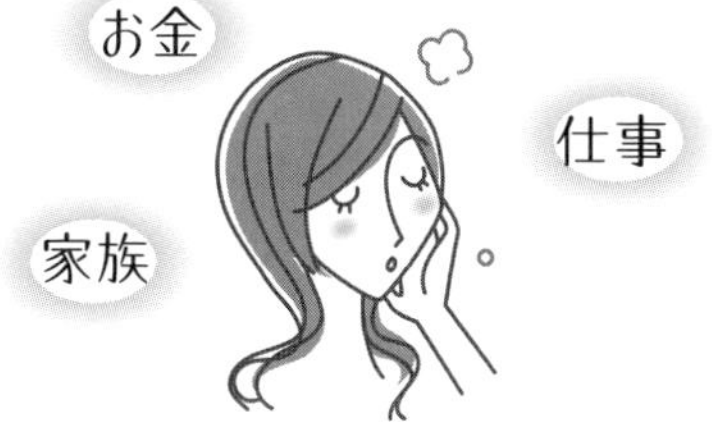

再発・転移乳がんの治療の目的は3つ
薬物療法を中心に、がんとの共存を目指します

転移した乳がんが見つかった場合、現在のところ完全に病気を治すことは難しいと考えられています。そのため治療の目的となるのは次の3つです。

- がんの進行を遅らせ、生存期間を延ばす
- 症状を緩和させる
- 生活の質（ＱＯＬ）を保ち、向上させる

どの目的を優先させるか、そのときどきに検討し、バランスをとりながら、治療法を考えていきます。

完治は難しいといっても、効果が期待される新しい薬が次々と開発され、再発後の生存期間も延びています。なかには、完治したのではないかと思われるケースもあります。自分の状態をよく知り、がんとの共存を目指していきましょう。

ＱＯＬを保てるよう、副作用と効果のバランスを見極めて薬を使うのが原則

転移があれば、小さながん細胞はその部位だけでなく全身に散らばっていると考えられ、治療は全身への効果が期待できる薬物療法が中心になります。できるだけ生活に支障が出ないように、また、がんによる症状を抑えるために、薬はその効果と副作用のバランスを考えて使われるのが原則です。

ホルモン受容体が陽性でがんによる症状が顕著でない場合、内分泌治療がまず選ばれます。ただ、ホルモン剤には即効性がないので、転移したがんが進行していて生命にも影響をおよぼす可能性があるような場合は、抗がん剤治療からスタートします。ＨＥＲ《ハー》2《ツー》陽性やトリプルネガティブなら抗がん剤を使い、ＨＥＲ2陽性なら分子標的治療薬も加えることになります。抗がん剤といっても、再発の場合に用いられるものは、髪が抜けないもの、経口のもの、いろいろなタイプがあるので自分の希望を伝えましょう。

知っとこ! 再発・転移乳がんの薬物療法の流れと、使われる薬の例

効果がみられなくなるまでひとつの治療法を続け、効果が落ちてきたら次の治療に進みます。抗がん剤は単剤で使うのが基本です。

局所再発

●がんを手術で切除し、以前放射線療法を受けていない場合は放射線療法も考慮する
●その後、全身治療が必要かどうかを検討。全身治療を行う場合は遠隔転移に準ずる

※再発までの期間が短く、ほかにも転移が疑われる場合、薬物療法を先行させることもあります。

遠隔転移

●ホルモン受容体陽性
過去1年以内に内分泌治療を行っていた場合、その薬以外の薬から治療をスタートする

●一次治療
【閉経前】LH-RHアゴニスト製剤＋フルベストラント＋CDK4/6阻害薬
LH-RHアゴニスト製剤＋タモキシフェン
【閉経後】
アロマターゼ阻害薬±CDK4/6阻害薬、
フルベストラント±CDK4/6阻害薬

●二次、三次と薬を変えて治療
【閉経前】LH-RHアゴニスト製剤＋アロマターゼ阻害薬、黄体ホルモン製剤など
【閉経後】タイプの違うアロマターゼ阻害薬、タモキシフェン、フルベストラント、黄体ホルモン製剤、エキセメスタン＋エベロリムスなど

効果がなくなる

●ホルモン受容体陰性
または、ホルモン受容体陽性で生命に影響をおよぼす可能性あり

HER2陽性

●一次治療
ペルツズマブ＋トラスツズマブ＋ドセタキタル（もしくはパクリタキセル）

●二次、三次と薬を変えて治療
・トラスツズマブエムタンシン
・トラスツズマブデルクステカン
・トラスツズマブと併用する抗がん剤の種類を変える
・ラパチニブ＋カペシタビン

HER2陰性

●一次治療
抗がん剤タキサン系か、アントラサイクリン系（総使用量が決まっているので、以前どのくらいの量を使っているかを参考に検討する）のどちらか。PD-L1陽性の場合、ナブパクリタキセル＋アテゾリズマブ

●二次、三次と薬を変えて治療
【二次】タキサン系かアントラサイクリン系、第一次治療と逆のもの
【三次】エリブリン、カペシタビン、テガフール・ギメラシル・オテラシル、ビノレルビン、ゲムシタビン、イリノテカンなど。BRCA変異陽性の場合、オラパリブ
※三次以降の治療を続けることもある

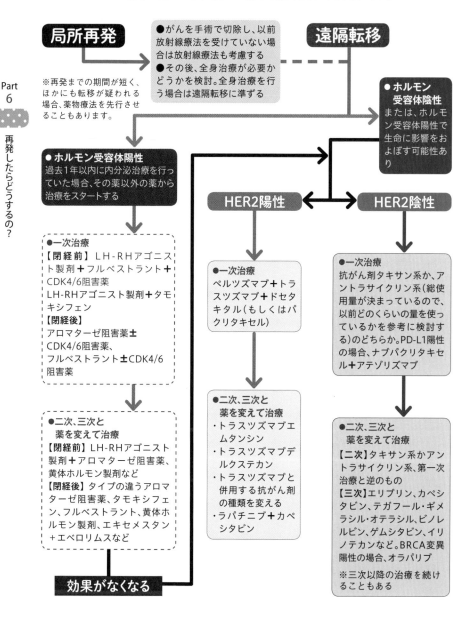

知っとこ!

再発・転移乳がんで新たに使われるおもな薬（術前、術後から使われる薬に加えて）

（術前、術後から使われる薬については、113 〜 128 ページ参照）
薬品名は一般名（商品名）

●ホルモン剤

●抗エストロゲン剤　フルベストラント（フェソロデックス）
初回、２週後、４週後、以降４週ごとに、左右の臀部《でんぶ》に１本ずつ注射

●黄体ホルモン製剤　メドロキシプロゲステロン（ヒスロンH）
錠剤を１日３回内服

●分子標的治療薬

●ラパチニブ（タイケルブ）
錠剤を１日１回５錠内服

●ペルツズマブ（パージェタ）
３週ごと点滴

●トラスツズマブエムタンシン（カドサイラ）／３週ごと点滴

●トラスツズマブデルクステカン（エンハーツ）／３週ごと点滴

●パルボシクリブ（イブランス）
１日１回125mgを３週間内服し１週間休薬

●アベマシクリブ（ベージニオ）
１日２回150mg内服

●エベロリムス（アフィニトール）
錠剤を１日１回10mg内服

●オラパリブ（リムパーザ）
１日２回300mg内服

●ベバシズマブ（アバスチン）
２週間以上の間隔で点滴

●抗がん剤

●カペシタビン（ゼローダ）
錠剤１日２回、21日間内服７日間休薬、あるいは14日間内服７日間休薬

●ナブパクリタキセル（アブラキサン）
３週ごと点滴

●エリブリン（ハラヴェン）
１週目、２週目点滴、３週目休薬

●テガフール・ギメラシル・オテラシル（ティーエスワン）
錠剤１日２回、28日間内服14日間休薬

●ゲムシタビン（ジェムザール）
１週目、２週目点滴、３週目休薬

●ビノレルビン（ナベルビン）
１週目、２週目点滴、３週目休薬

●イリノテカン（カンプト、トポテシン）
毎週点滴を３〜４週間、２週間休薬

●免疫チェックポイント阻害薬

●アテゾリズマブ（テセントリク）
２週ごとに点滴

乳がんのツボ！

臨床試験に参加する

新しい薬や治療法が実際に標準治療として使われるようになるまでには多くの試験が必要です。そのひとつである臨床試験では、実際にがんの治療中の人にその治療を受けてもらい、効果や副作用などを確かめます。試験に参加するときには、リスクや利益になること、試験の目的などをよく聞き、理解してのぞみましょう。説明を聞いてから、参加するのも断るのも自由です。困ったことがあれば、試験期間の途中でも中止することができます。

遠隔転移した部位や症状に合わせた治療も行われる

さまざまな不調はできるだけやわらげて、ふだん通りの生活を続けられるようにするのが、再発・転移したがんの治療の基本です。遠隔転移した乳がんには、がんに対する薬物治療だけでなく、部位に合わせ症状を緩和するための治療も行われます。

脳に転移したがんは大きくなると、脳を圧迫して頭痛などさまざまな障害を起こすほか、生命にも影響をおよぼします。しかし、脳には有害な物質が浸透しないようなしくみができているため、抗がん剤やホルモン剤などは届きにくく、効果がほとんど期待できません。そのため、がんを消失させるために放射線療法や、がんの大きさや個数、位置によっては手術も検討します。

また、骨への転移では、痛みを緩和し骨折を予防するために、放射線療法や薬物療法が行われます。手術を行って骨折を予防することもあります。

まとめNOTE

転移部位による治療法

脳

●頭痛などの症状緩和のためにステロイド剤を投与して脳圧を下げる。

●放射線療法でがんを消滅させる。

全脳照射……転移の数が多い場合には、脳全体に放射線を照射する。

ガンマナイフ……転移の数が少なく、大きさが3cm以下の場合には病巣をねらって照射する。ガンマナイフはガンマ線を1点に集めて照射するもの。

●転移が1カ所で、3cm以上の大きさの場合、手術によるがんの切除も検討。

骨

●骨折などの合併症予防のために、ビスホスホネート製剤（商品名・ゾメタなど）を投与する（12週ごと点滴）。あるいはデノスマブ（商品名・ランマーク）4週ごと皮下注。

●鎮痛剤で痛みを緩和する。

●骨の弱くなっている場所や痛みのある場所に放射線を照射し、痛みを緩和し進行を抑制する。

●転移が脊椎、大腿骨などの場合、骨折を予防するために、人工骨や人工セメントを使った手術を検討。

※脊髄の圧迫で手足にしびれ、麻痺が起こっているような場合は、緊急に治療が必要。

胸膜

●胸水がたまって肺が圧迫されるため、ドレーンを入れて排液をする。

●わざと炎症を起こさせて肺が縮まないようにする胸膜癒着術という方法を行うこともある。

緩和ケアを受けながら苦痛をやわらげ自分らしく暮らすことも可能です

緩和ケアは、終末期だけに行われるケアではなく、がんと診断されたときからスタートし、がんの痛みやさまざまな症状をやわらげることを目指しています（18ページ参照）。乳がんの再発後は、転移した場所の症状もあらわれ、場合によっては痛みやだるさなども強くなることから、緩和ケアの役割はだんだん大きくなります。

痛みが強いなかでは、精神的にも追いつめられてしまいますが、それがやわらぐことで治療に向き合うことができるようになります。早い段階から、緩和ケアを受けることは、ふだんの生活を続けていくためにも重要なことです。緩和ケアでは、体の痛みだけでなく、心の痛みや、経済的・社会的にかかえる問題までも、解決・改善するよう、さまざまな方向からのサポートを行っています。また、本人だけでなく、家族の悩みや相談にも応じています。

緩和ケアを受けるにはまず主治医に相談する

緩和ケアは、病院内にある「緩和ケアチーム」、外来で通院する「緩和ケア外来」、緩和ケアを専門に行う「緩和ケア病棟」、「在宅緩和ケア」の4つの形で受けることができます。たとえがん自体の進行を抑えることが難しくなっても、さまざまな痛みや症状は十分に緩和していくことができます。がまんをし続ける必要はありません。

どの方法での緩和ケアを希望するにしても、選択するのは自分自身です。緩和ケアを受けたいと思ったら、主治医に相談してみましょう。その病院でケアを受けられないときは、紹介をしてくれるでしょう。がん相談支援センター（20ページ参照）などでも地域の緩和ケアの情報を得ることができます。

まとめ NOTE

緩和ケアを提供する4つの形

緩和ケアチーム

医師や看護師のほか、薬剤師や、栄養士、ソーシャルワーカーなどさまざまな職種の専門家がチームを組んで、一般病棟でがん治療と並行した緩和ケアを行っています。チームという形態をとっていなくても、しっかりとした緩和ケアを行っている病院もあります。緩和ケアチームがそのまま、緩和ケア外来や、在宅緩和ケアを行う場合もあります。

緩和ケア病棟（ホスピス）

症状を緩和することを治療の目的にし、苦痛を伴うような治療や検査はできる限り行いません。家族がいっしょに過ごせるような施設も充実しています。予約でなかなか入院できない施設もあります。利用するための条件も各施設にあります。緩和ケア病棟に入りたいという気持ちがあるならば、早めに情報を集め、家族ともよく相談して利用しましょう。

緩和ケア外来

緩和ケア外来を設ける病院も増えています。がんの治療が一段落しているときに通院して苦痛を改善することができます。自分が通院中の病院では緩和ケアが十分に受けられないときに、紹介してもらうこともできます。体の痛みを専門に治療するペインクリニックもあります。

在宅緩和ケア

入院という形をとらなくても、自宅で緩和ケアを受けることもできます。病院で受けられる緩和ケアのほとんどは自宅でも受けることができます。自宅近くの医療機関などとも連携し、訪問診療医や訪問看護師が定期的に訪れて、苦痛をやわらげる環境を整えてくれます。末期のがんであれば、40歳以上から介護保険も使えます。24時間対応してくれるのか、いざというときには看取ることもしてくれるのかなどを確認しましょう。

Data

緩和ケア病棟（ホスピス）の入院費用（厚生労働省から承認を受けた病院の場合）

診療内容に関係なく定額制
（3割負担の場合）

- 入院30日以内　1日1万4800円ほど
- 入院31日以上60日以内　1日1万3200円ほど
- 入院61日以上　1日1万円ほど

※健康保険の適用になるので、高額療養費制度を利用すれば、差額ベッド代、食事代などを除き、自己負担限度額を超えた分は支給されます（186ページ参照）。

乳がんのツボ！

医療用麻薬は怖くない

痛みを抑えるためには、神経ブロックや放射線治療などいくつかの方法があります。薬としては、一般的な消炎鎮痛剤などのほかに、オピオイドと呼ばれるモルヒネなどの医療用麻薬が使われます。麻薬というと、麻薬中毒になるのではないかと怖がる人がいますが、医療用麻薬を使ったからといって依存症になることはありません。症状に合わせて段階的に使われ、痛みが軽くなれば投与をやめることも可能です。ただし、勝手にやめれば自律神経などのバランスをくずすこともあります。医師の処方を守ることが大切です。経口薬や注射のほか、貼り薬や座薬もあります。

程度に合った薬を処方してもらうために、痛みの強さをどう伝えるかは難しいですが、下のようなスケールを使い記録しておくと、変化もわかりやすくなります。

1　2　3　4　5　6　7　8　9　10

痛みは少ない　……　これ以上の痛みは考えられない

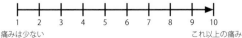

おわりに

私に、乳がんの患者さんとともに歩む歩み方を教えてくれるのは、ほかならぬ今まで出会った患者さん、お一人おひとりです。私も患者さんから多くの教えを受けながら、いっしょに悩み、その方に合った治療法を選択するお手伝いをさせていただいています。そのことを通して、医師として、女性として、一人の人間として、日々成長できるのだと感じます。

また、先達として、私に医学的なことのみならず、患者さんへの寄り添い方を教えてくれた医師たちがいます。たとえば、私が外科研修医として聖路加国際病院に入ったときからの恩師である、前ブレストセンター長で、現昭和大学ブレストセンター長である中村清吾先生、アメリカで乳がん研究を含めて教えてくれた、ミシガン大学のダニエル・ヘイズ先生、そしてさまざまな手術を教えてくれた南フロリダ大学のチャールズ・コックス先生などです。

そのコックス先生が、アメリカでの勉強を終えて帰国するときに、蝶とバラの素敵なクリスタルグラスの置物とともに、彼の決意を込めたすばらしい詩を贈ってくれました。この詩に込められた私の恩師の思いと同じように、私も日々、患者さんとともに苦しみや悲しみを乗り越え、蝶から美しいバラへと変わっていく皆さんに寄り添える毎日に感謝しています。

乳がんと診断され、傷ついた羽を抱えながら、それでも飛ばなければならない蝶の皆さんへ、そして、その飛行を見守っているご家族やご友人の方々へ、この本が少しでも愛と希望と勇気の指標となれば幸いです。

山内英子

転身

——蝶よりバラへ——

Dr. チャールズ・E・コックス

乳がんの診断を受けたばかりの患者さんは
まるで蝶のようだ
逆風のなかで　翻弄される
並はずれた美しさを身にまとった蝶——
その世にも恐ろしい体験の渦中で
進むべき道が見あたらないときも
未知のゴールを目指し　蝶たちは突き進んでいく
その飛行は　滑らかで勇ましくもあるが
ときに早期の終焉にたどりつくこともある

だが　その飛行を耐え抜き　生き延びたものたちは
種を守り抜く決意と義務によって変容する
その時点で　彼女たちはバラに生まれ変わる
威厳があって美しいが　まだどこかはかなげで
蝶の時代に吸っていた　甘い花の蜜に満たされている
逆境によって産み出されたとげが
生を守るため　花に降り立つはかなげな蝶たちに
尽きることのない強さと守りを与える
それは　私がこのうえなく尊敬する女性たちの
人生における華麗な変容だ

いかにも　それは転身である
絶望から希望へという
——意義深い第二の生への旅立ちにおいて
ささやかだが　意味のある役割を演じられるように
不屈の精神を日々新たにしながら　変わらぬ思いを誓う
そこへ直面し
立ち去れない患者さんたちの悲しみを思うたび
私は　彼らとともにがんと闘うこと　研究を繰り返し
勤勉に努力を重ねていくことを決意する

蝶やバラに囲まれて過ごすことは　喜びである
ときに混沌として　心痛むこともあるが
おおかたは美しい　価値のある時間である
人生は　だれの上にも悲しみや絶望をもたらす
しかし　私は希望し続ける
われわれすべてが　人生のもう一方の産物である
美しさや希望ばかりを抱き続けることを

（日本語訳　Y・SAYA）

薬品名の括弧内は商品名です。

索　引

山内英子（やまうちひでこ）
ハワイ大学がんセンター、クイーンズメディカルセンター
元聖路加国際病院 ブレストセンター長
順天堂大学医学部卒業後、聖路加国際病院外科レジデントを経て、1994年渡米。ハーバード大学ダナファーバー癌研究所、ジョージタウン大学ロンバーディ癌研究所でリサーチフェローおよびインストラクター。ハワイ大学にて外科レジデント、チーフレジデントを終了後、ハワイ大学外科集中治療学臨床フェロー、南フロリダ大学モフィット癌研究所臨床フェロー。聖路加国際病院乳腺外科医長、ブレストセンター長をへて、現職。米国外科専門医。米国での乳がん研究、臨床経験を生かして、患者に寄り添う診療を目指している。

薬物療法・監修
山内照夫
聖路加国際病院腫瘍内科部長・オンコロジーセンター長

協力
角田博子　聖路加国際病院放射線科医長・乳房画像診断室長
関口建次　苑田会放射線クリニック
金井久子　聖路加国際病院看護部・乳がん看護認定看護師
廣田彰男　広田内科クリニック理事長

装丁　今井悦子（MET）
装画　Yuzuko
本文イラスト　横井智美　勝山英幸　福井典子
編集まとめ　宇田川葉子　漆原泉
編集担当　平野麻衣子（主婦の友社）

本書は2016年刊行の『乳がん』に最新の情報を加えて改訂したものです。

乳《にゅう》がん

2020年11月30日　第1刷発行
2024年7月31日　第6刷発行

著　者　山内英子《やまうちひでこ》
発行者　丹羽良治
発行所　株式会社主婦の友社
〒141-0021　東京都品川区上大崎3-1-1 目黒セントラルスクエア
電話 03-5280-7537（内容・不良品等のお問い合わせ）
049-259-1236（販売）
印刷所　大日本印刷株式会社

 Printed in Japan　ISBN 978-4-07-443217-2